LES DÉLIRES HYSTÉRIQUES

PAR

Le Docteur Victor STEFANI

MÉDECIN DES TROUPES COLONIALES

BORDEAUX
IMPRIMERIE DU MIDI — E. TRÉNIT
91 — Rue Porte-Dijeaux — 91

1912

LES

DÉLIRES HYSTÉRIQUES

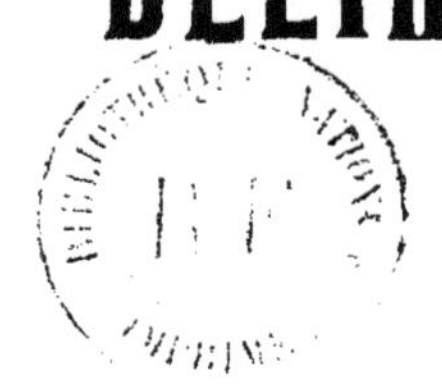

PAR

Le Docteur Victor STEFANI

MÉDECIN DES TROUPES COLONIALES

BORDEAUX
IMPRIMERIE DU MIDI — E. TRÉNIT
91 — Rue Porte-Dijeaux — 91

1912

A LA MÉMOIRE DE MON GRAND-PÈRE
LE GÉNÉRAL STEFANI

COMMANDEUR DE LA LÉGION D'HONNEUR

A LA MÉMOIRE DE MES ONCLES
LES COLONELS PIERRE ET PAUL STEFANI

A MON ONCLE CHARLES CALDIÉ

VICE-PRÉSIDENT DU CONSEIL DE PRÉFECTURE DE L'HÉRAULT

En témoignage de mon inaltérable reconnaissance.

A LA MÉMOIRE DE MON GRAND-PÈRE
LE GÉNÉRAL STEFANI

COMMANDEUR DE LA LÉGION D'HONNEUR

A LA MÉMOIRE DE MES ONCLES
LES COLONELS PIERRE ET PAUL STEFANI

A MON ONCLE CHARLES CALDIÉ

VICE-PRÉSIDENT DU CONSEIL DE PRÉFECTURE DE L'HÉRAULT

En témoignage de mon inaltérable reconnaissance.

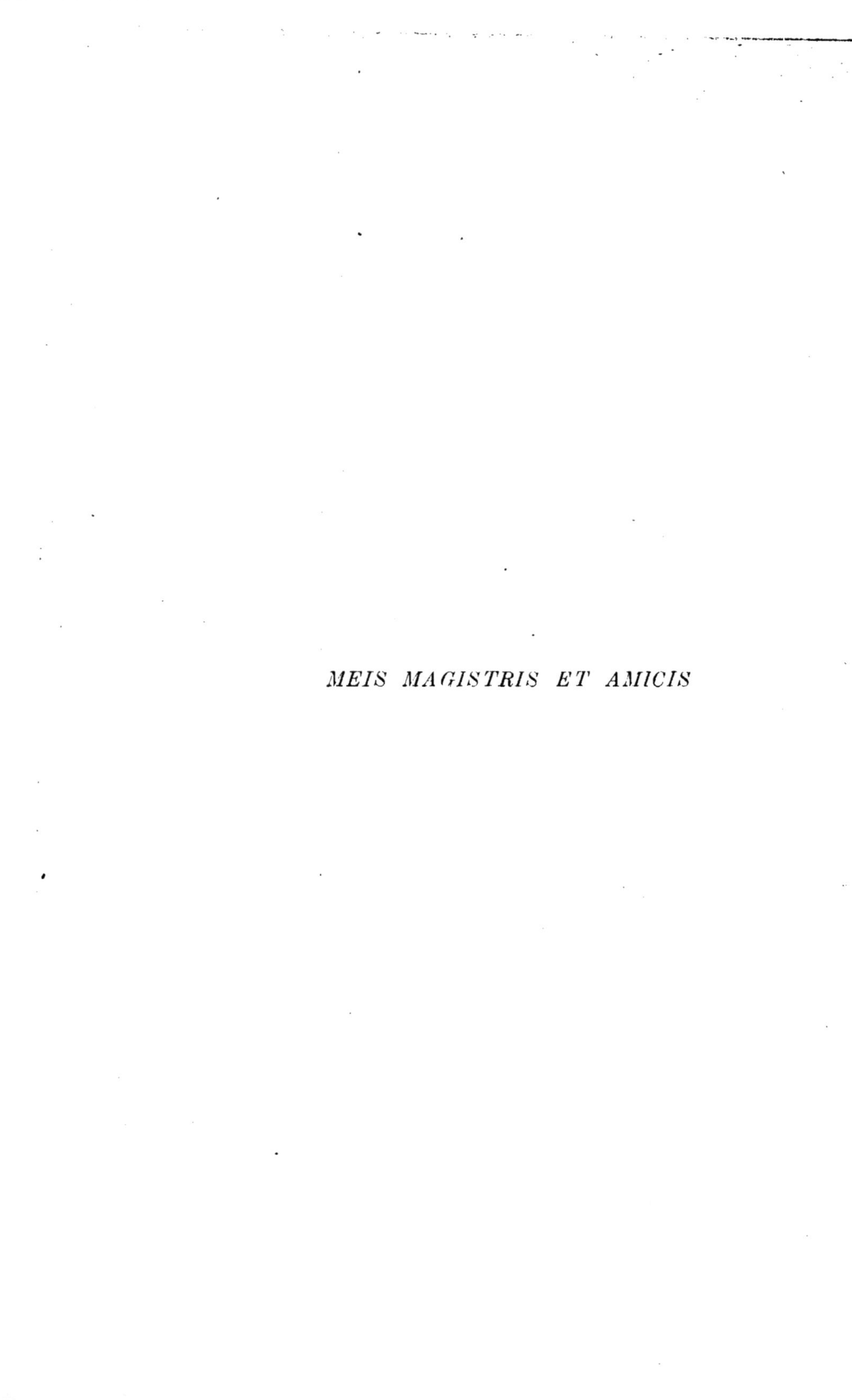

MEIS MAGISTRIS ET AMICIS

A MON FRÈRE LE LIEUTENANT STEFANI

Mon meilleur ami.

A MONSIEUR LE DOCTEUR ABADIE

PROFESSEUR AGRÉGÉ A LA FACULTÉ DE MÉDECINE DE BORDEAUX
MÉDECIN DES HÔPITAUX
OFFICIER D'ACADÉMIE

En remerciement des conseils qu'il a bien voulu nous donner.

A MONSIEUR LE DOCTEUR JAN

MÉDECIN GÉNÉRAL DE 2e CLASSE DE LA MARINE
DIRECTEUR DE L'ÉCOLE PRINCIPALE DU SERVICE DE SANTÉ DE LA MARINE ET DES COLONIES
OFFICIER DE LA LÉGION D'HONNEUR
OFFICIER DE L'INSTRUCTION PUBLIQUE

A mon Président de Thèse

MONSIEUR LE DOCTEUR RÉGIS

PROFESSEUR ADJOINT A LA FACULTÉ DE MÉDECINE DE BORDEAUX
CHARGÉ DU COURS DE CLINIQUE DES MALADIES MENTALES
CHEVALIER DE LA LÉGION D'HONNEUR
OFFICIER DE L'INSTRUCTION PUBLIQUE

Vous m'avez honoré de votre confiance en me donnant ce travail. Puisse-t-il ne pas paraître trop indigne du maitre qui l'a inspiré. Permettez-moi de vous adresser ici tous mes remerciements pour la manière dont vous m'avez accueilli dans votre service. J'essaierai de payer ma dette de reconnaissance en mettant à profit les doctes leçons auxquelles vous nous avez habitués, et en contribuant dans la mesure de mes moyens au développement de cette psychitrie coloniale qui vous doit tout son essor et à laquelle vous êtes si attaché.

PROLÉGOMÈNES

C'est plein d'enthousiasme que nous entrons dans cette carrière coloniale tant désirée et but de tous nos efforts. Ce mot d'enthousiasme, nous ne nous le dissimulons pas, fera naitre chez plus d'un un sourire sceptique, car la mode, depuis longtemps, n'est plus aux grands sentiments. Nous avons encore présentes à la mémoire les railleries de tel de nos camarades, dont notre état d'esprit provoquait la pitié, et qui opposait à notre foi en l'avenir et à notre enthousiasme, source, disait-il, de toutes les désillusions, sa sereine et placide attente des événements. Mais qu'importent les rires des précoces désabusés! Enthousiasme n'est pas suffisance, ni ignorance naïve du danger. C'est au contraire la confiance en l'avenir et en soi-même, la foi dans la vertu de l'effort et du sacrifice fertile. L'Histoire nous montre que c'est lui seul qui permet aux peuples comme aux individus de grandes choses. C'est lui qui attacha la victoire aux armées de la Révolution et de l'Empire. C'est par lui que bien des peuples ont pu s'élever et se créer des destinées qui semblaient tout d'abord irréalisables aux plus avisés. C'est encore par lui que, sous nos yeux, quatre petites nations coalisées sont venues à bout d'un vieil et vaste empire.

forçant l'admiration de l'Europe et déjouant les conjectures des diplomates stupéfaits.

« Jeunes gens, disait Pasteur, déjà vieux et illustre, quelle que soit votre carrière, ne vous laissez pas atteindre par le scepticisme dénigrant et stérile. » Et il ajoutait : « Que les efforts soient plus ou moins favorisés par la vie, il faut, quand on approche du grand but, pouvoir se dire : j'ai fait ce que j'ai pu. »

Pour ce qui nous concerne, à défaut de valeur personnelle et de qualités particulières, nous apporterons du moins dans l'accomplissement de notre tâche, dussions-nous en paraître naïf, tout l'enthousiasme dont notre âme est pleine, car nous nous rangeons parmi ceux qui croient encore à l'avenir de la médecine coloniale et de la France.

LES
DÉLIRES HYSTÉRIQUES

CHAPITRE PREMIER

HISTORIQUE

Nous n'avons point l'intention de donner ici un historique complet de l'hystérie à travers les âges, ce travail ayant déjà été fait dans de nombreux ouvrages spéciaux et dans plusieurs thèses inaugurales ; le lecteur désireux d'approfondir l'histoire de la névrose n'aura qu'à se reporter aux travaux dont il trouvera la bibliographie à la fin de ce volume. Nous nous contenterons seulement de rappeler les grandes étapes historiques de l'hystérie, en insistant surtout sur la période qui s'étend depuis Charcot jusqu'à nos jours.

L'hystérie semble avoir existé de tout temps et on en trouve des relations dès les âges les plus reculés. Mais ce n'est vraiment qu'avec Hippocrate que ces phénomènes sont considérés comme des accidents morbides et que nous trouvons une théorie anatomique et physiologique de l'hystérie.

Celle-ci (usteria matrice), nous dit le maitre de Cos, est due aux déplacements de l'utérus dans la cavité abdominale; dans ces déplacements cet organe « intercepte la voie respiratoire qui est dans le ventre amenant l'état hystérique ». Cette conception légèrement modifiée par Galien au IIe siècle après J.-C. va dominer tout le Moyen âge, la Renaissance [1] jusqu'au XVIIe siècle. Durant tout ce temps on ne connaîtra de l'hystérie que la crise convulsive. Et pourtant le Moyen âge et la Renaissance furent fertiles en hystériques de toutes sortes, et un vaste champ d'expérience s'offrait aux observateurs de cette époque. Malheureusement ces malades furent confondus avec les sorciers et les possédés du démon et confiés aux prêtres et aux inquisiteurs.

Ce n'est qu'en 1618, avec Charles Le Pois, médecin à Pont-à-Mousson, que l'hystérie cesse d'être envisagée comme une maladie utérine. Ce médecin donna de la maladie une théorie anatomo-physiologique qui expliquait les phénomènes morbides par la présence d'une trop grande sérosité intracranienne. Il démontra que les enfants, les hommes et les veillards payaient eux aussi leur tribut à cette affection et il décrivit, en outre de la crise, des anesthésies cutanées, des attaques de cécité et de surdité hystériques. Sydenham continua les idées de Le Pois en les poussant à l'extrême : « Quand, dit-il, j'ai bien examiné une malade et que je ne

---

(1) Nous croyons intéressant de rappeler ici quelles furent les opinions de Rabelais sur l'hystérie... « Nature leur a dedans le corps posé en un lieu secret et intestin, un animal, un membre lequel n'est ès hommes; auquel quelquefois sont engendrées certaines humeurs salses, nitreuses, bauracineuses, âcres, mordicantes, lancinantes, chatouilleuses amèrement; par la poincture et frétillement doloreux desquelles tout le corps est en elles esbranlé, tous les sens ravis, toutes affections intérimées, tous pensements confondus... Platon le nomme animal, recognaissant en lui mouvement propres de suffocation, de précipitation, corrugation, de indignation, voire si violents que par eux bien souvent est tollu à la femme tout autre sens et mouvement comme si fust lipothymie, syncope, apoplexie et vraie ressemblance de mort. »

trouve en elle rien qui se rapporte aux maladies connues, je regarde l'affection dont elle est prise comme une hystérie. »

En 1859, BRIQUET, dans son *Traité sur l'hystérie*, assied définitivement la théorie encéphalique de cette névrose et décrit huit classes de phénomènes : les hyperesthésies; les anesthésies : les perversions de la sensibilité; les spasmes: les attaques de spasmes, de convulsions, de catalepsie, de somnambulisme, d'extase, de coma, de léthargie, de syncope; les paralysies; les perversions de contractilité; les modifications d'exhalation et de sécrétion.

Nous arrivons en 1862, époque à laquelle CHARCOT prenait possession de son service à la Salpêtrière. Là, le maître et ses élèves vont déterminer les lois qui régissent l'hystérie, établissant des règles rigoureuses et des types qui se ressembleront tous. Ils définiront les stigmates de l'hystérie, stigmates qui vont désormais prendre la plus grande importance, et constituer l'hystérie normale, interparoxystique, alors que les crises, les attaques, les convulsions deviendront l'hystérie pathologique ou paroxystique.

Ces stigmates sont dus d'abord aux troubles de la sensibilité générale : anesthésies atteignant le tact, la douleur, les sensations de chaud et de froid; elles ont pour caractère d'être subconscientes. Topographiquement, elles se présentent le plus ordinairement sous le type d'hémianesthésie, atteignant les muqueuses du même côté; d'autrefois, elles offrent la forme monoplégique, paraplégique, en gigot, en caleçon ou en ilots disséminés; toutes ces anesthésies présentent le caractère particulier d'être modifiables par la suggestion ou l'hypnose, ou instantanément par des agents physiques appliqués *in situ*. Comme troubles de la sensibilité générale, on décrivait encore des hyperesthésies, des hyperalgies superficielles ou profondes, ne répondant à aucune lésion organique. Viennent ensuite les troubles sensoriels : rétrécissement concentrique du champ visuel, amblyopie et amaurose, dyschromatopsie et achromatopsie, surdité hystérique, anosmie et agueusie.

Les troubles vaso-moteurs et trophiques déjà entrevus par SYDENHAM sont le dermographisme, l'erythème, l'urticaire, l'œdème bleu ou blanc, l'eczéma hystérique, le pemphigus et jusqu'à la gangrène et atrophies musculaires hystériques. Les troubles viscéraux sont des plus nombreux : pharyngisme, œsophagisme, vomissements, anorexie, vaginisme, constipation avec tympanisme, hoquet, spasme laryngé, aphonie, toux, aboiements, bâillements, mugissements (PITRES). Et comme couronnement de tous ces symptômes physiques on relevait des troubles mentaux tels que mutisme, aphasie, aprosexie (absence d'attention), amnésie, aboulie, hallucinations, impulsions, délires, somnambulisme, troubles du caractère. En somme, l'école de la Salpêtrière a fait de l'hystérie un véritable protée, empruntant des stigmates les plus variés aux différentes maladies organiques. Mais ces stigmates ne se rapportent qu'à l'hystérie interparoxystique, et CHARCOT et son école devaient donner de l'attaque hystérique un schéma qui est resté classique jusqu'à ces derniers temps. Ils ont tout d'abord décrit la grande attaque, ou histeria major avec ses quatre périodes et une période prémonitoire, celle-ci constituée par des troubles du caractère, des hallucinations, des troubles fonctionnels, par une aura partant des zones hystérogènes. La première période, ou période épileptique, s'accompagne de perte de connaissance ; après deux à cinq minutes, elle est suivie de la période de clownisme ou de contorsions et de grands mouvements. Puis apparaît la troisième période, celle des attitudes passionnelles ; la malade, en proie à des hallucinations, vit son délire, ses attitudes n'étant que la manifestation extérieure des sentiments qui l'animent. Dans la quatrième période, la malade continue son délire, mais elle le parle au lieu de le vivre : cette période dure plus ou moins longtemps, et tout rentre dans l'ordre.

Cependant, ce tableau est le plus souvent remplacé par la petite attaque d'hystérie avec boule remontant à la gorge, sensation de constriction, suffocation, convulsions et perte de connaissance. Voilà succinctement résumé le tableau de l'hystérie, tel que nous l'a légué la Salpêtrière.

M. Pitres, dans ses remarquables leçons cliniques faites à l'hôpital Saint-André sur l'hystérie et l'hypnotisme, continue et développe les idées de son maître: il définit les accidents hystériques, car il lui paraît impossible de donner une définition nosologique précise de l'hystérie elle-même. Ces accidents hystériques ont pour caractères communs :

1° De ne pas être sous la dépendance directe de lésions organiques;

2° De pouvoir être provoqués, modifiés ou supprimés par des manœuvres externes ou par des causes psychiques;

3° De coexister en nombre variable;

4° De se succéder sous différentes formes et à différentes époques chez les mêmes sujets;

5° De ne pas retentir gravement sur la nutrition générale et sur l'état mental des sujets qui en sont atteints.

Et au cours de ses leçons cliniques, M. Pitres nous expose, avec des malades à l'appui, l'hystérie telle qu'elle fut décrite à la Salpêtrière, avec tous ses stigmates physiques, ses crises convulsives et ses troubles psychiques, état mental et phénomènes délirants.

Le professeur Bernheim, de Nancy, a singulièrement rétréci le champ de l'hystérie. Pour lui, l'hystérie maladie n'existe pas; les prétendus stigmates que l'on a décrits, ou ont été suggestionnés aux malades, ou relèvent de maladies concommitentes. Le mot hystérie doit être attribué à la seule crise. Cette crise ne se produit que chez les individus présentant la diathèse hystérogène: elle est déterminée par une émotion cause d'une réaction psychodynamique, laquelle n'est que l'exagération de ce que nous éprouvons tous en présence de certaines émotions dues à la douleur, à la peur, à la colère provoquant des tremblements, de la stupeur, de la constriction laryngée, mouvements de défense, perte de connaissance, etc. Mais les crises dont parle M. Bernheim ne sont plus les grandes attaques-types de la Salpêtrière. Puisqu'il les considère comme une réaction psychodynamique il est évident que ces crises vont varier avec chaque cas, suivant la cause déterminante et l'individualité psychique du sujet.

Donc, pour M. Bernheim, l'hystérie se réduit à la seule crise, et cette crise qui n'est qu'une sorte de réaction émotive serait produite et guérie par suggestion; elle ne pourrait d'ailleurs éclore que chez des individus présentant la diathèse hystérogène. Et aussitôt, on s'est plu à comparer cette diathèse hystérogène à la diathèse goutteuse, et l'on a fait remarquer que l'une ou l'autre peuvent rester latentes plus ou moins longtemps et ne laisser deviner leur existence que par des symptômes plus ou moins bénins. Mais, survienne un excès ou un surmenage, un écart de régime ou une émotion, l'accès de goutte ou la crise hystérique font leur apparition. Ce parallélisme ne paraît pas pouvoir se soutenir; on a signalé il est vrai, chez les hystériques, la variabilité du coefficient d'utilisation azotée, mais cela n'a pas été bien démontré. Nous ferons remarquer de plus qu'une diathèse étant un tempérament morbide, on ne saurait parler de guérison; or, les exemples ne sont pas rares de malades qui après une ou plusieurs crises, parfois même violentes, sont rentrés dans la normale et n'ont plus manifesté aucun accident hystérique.

La nouvelle école de la Salpétrière est allée plus loin, elle a réduit l'hystérie à presque rien, à un simple état de suggestion. Voici la définition que donne Babinski : « L'hystérie est un état psychique rendant le sujet qui s'y trouve capable de s'autosuggestionner. Elle se manifeste principalement par des troubles primitifs et accessoirement par des troubles secondaires. Ce qui caractérise les troubles primitifs, c'est qu'il est possible de les reproduire par suggestion avec une exactitude rigoureuse chez certains sujets et de les faire disparaître sous l'influence exclusive de la persuasion. Ce qui caractérise les troubles secondaires, c'est qu'ils sont étroitement subordonnés aux troubles primitifs [1]. »

On est même allé jusqu'à nier l'attaque elle-même. M. H. MEIGE, dans la nouvelle pratique médico-chirurgicale, après avoir décrit l'attaque classique de la Salpêtrière, s'exprime ainsi : « Cette description qu'il eût été injuste de ne pas rappeler, tant elle eut de retentissement, correspond à un type que l'on considère à bon droit comme entièrement artificiel. On ne l'observe guère que dans les milieux où l'hystériculture est en faveur. Les grandes attaques ont sévi dans les mêmes circonstances et aux mêmes époques que l'anesthésie. Elles furent de mises au moyen âge chez les sorcières et les possédées, parce qu'elles étaient considérées comme des manifestations du malin esprit, et entretenues par toutes sortes de facteurs suggestifs; puis, après être tombées en discrédit, elles reparurent sous l'influence de la suggestion médicale à la fin du siècle dernier. De nos jours, il n'en est presque plus question. »... « On ne voit plus que de petites attaques sans formes précises, des crises de nerfs plus ou moins généralisées et bruyantes, mais il semble même que le nombre et l'intensité de ces paroxysmes aille chaque jour en déclinant. La moindre attention qu'y porte le médecin, sachant le peu de gravité de ces agitations capricieuses, n'est pas étrangère à leur diminution. A l'hôpital comme à la ville, la mode des gesticulations convulsives, si l'on peut dire, tend à se passer. »

Cependant, cette manière de concevoir l'hystérie et de la réduire à la seule suggestion ne semble pas avoir rallié tous les avis, et cela, tant en France qu'à l'étranger. Dans leur mise au point sur la question, les rapporteurs du Congrès des médecins aliénistes et neurologistes des pays de langue française, en 1907, MM. SCHNYDER et CLAUDE, n'ont pas

[1] BABINSKI. Définition de l'hystérie. Compte rendu de la Société de neurologie de Paris. 7 nov. 1900.

craint de repousser la conception, qui leur paraissait un peu trop étroite, de M. Babinski. On trouvera dans leur travail, et surtout dans la discussion des rapports, les théories actuelles des différents neurologistes et psychiatres.

M. Grasset fait de l'hystérie une maladie psychique par excellence, et pour expliquer cette hypothèse il a donné une théorie fort ingénieuse : Il conçoit deux psychisme, l'un supérieur, l'autre inférieur. Le psychisme supérieur, celui qui constitue le moi, serait systématisé en un centre préfrontal, que le savant professeur de Montpellier appelle le centre O. Le psychisme inférieur, le subconscient, serait systématisé en des centres sensitivo-moteurs et d'associations dans les lobes temporo-occipitaux et pariétaux ; ces centres inférieurs constituent le polygone, ils sont reliés entre eux et au centre O. Les impressions sont senties par l'intermédiaire du polygone, mais ne parviennent à la conscience que si elles atteignent le centre O. Dans l'hystérie, les relations entre le polygone et le centre O seraient rompues, il y aurait « désagrégation suspolygonale ». Ce n'est là, dira-t-on, qu'une hypothèse ; évidemment, mais cette hypothèse a du moins l'avantage d'être fort simple, et de tout expliquer ; car les choses se passent comme si... elle était vraie, et on ne saurait demander à une hypothèse autre chose que d'expliquer les faits d'expérience et de ne pas être en désaccord avec eux.

M. Pierre Janet fait de l'hystérie une maladie de la personnalité. « L'hystérie, dit-il, est une psychose appartenant au groupe des maladies mentales par insuffisance cérébrale... ; elle est surtout caractérisée par des symptômes psychiques... Le symptôme principal est un affaiblissement de la faculté de synthèse psychologique, une faiblesse de la volonté, un rétrécissement du champ de la conscience... L'hystérie est une forme de désagrégation mentale caractérisée par la tendance au dédoublement permanent et complet de la personnalité. » Cette théorie psychologique de la névrose tend à être admise de plus en plus aujourd'hui.

Le professeur Dubois (de Berne) reconnaît aussi aux

hystériques une véritable débilité psychique; l'hystérie est du puérilisme mental. C'est à lui qu'est dû le manque de jugement, cause de la plupart des manifestations névropathiques et en particulier des troubles de l'émotivité « Où faut-il chercher l'origine du trouble des processus mentaux qui donne naissance aux émotions, aux réactions émotives? Cette origine est-elle somatique ou psychique? » M. Dubois admet qu'elle est psychique, et en voici les raisons : « Chez l'homme, les sentiments et les actes sont sous la dépendance de représentations mentales. Lorsqu'un individu, en raison de sa mentalité innée ou de sa mentalité acquise, est capable de soumettre ses représentations mentales à la critique, d'établir leur concordance avec la réalité, cet individu sentira et agira d'une façon rationnelle. Si un sentiment, quelque juste qu'il soit, par l'évocation de certaines associations d'idées, provoque chez un individu un état émotif quelconque, de ce fait la clarté mentale se trouve diminuée; l'homme se laisse dominer par ses sentiments sans critique suffisante et agit d'une manière irréfléchie. Si un reste de raison lui fait voir les dangers d'une pareille altération psychique, il puise dans cette simple considération les moyens nécessaires pour se libérer de cet état émotif fâcheux. Naturellement, le même état émotif peut être déchaîné par une représentation mentale primitivement fausse, et l'individu a d'autant plus de peine à se dégager de son autosuggestion. Plus un homme est vraiment intelligent, plus il sait se soustraire au danger des conclusions hâtives, éviter ou atténuer les états émotifs qui en résultent et demeurer raisonnable dans ses pensées et dans ses actes... Mais lorsque par suite de son hérédité ou d'une éducation défectueuse, l'homme présente de la délibité mentale; quand, en particulier, il ne possède pas cette intelligence morale qui est la plus importante dans la vie, il deviendra, à un degré plus ou moins prononcé, la victime de ses représentations mentales irrationnelles, inadéquates à la réalité. Alors il se fait des idées et est gagné par l'état émotif qui en résulte. L'état émotif fait naître des idées plus absurdes encore [1]. » Cette délibité mentale, cause de toutes ces perturbations psychiques, M. Dubois la retrouve avec toutes ses conséquences aussi bien chez le neurasthénique que chez l'hystérique. Mais chez le neurasthénique l'émotivité conserve un potentiel plus constant, et ses manifestations, toujours conscientes, sont proportionnelles à son intensité. Le neurasthénique ne perd pas contact avec la réalité ; il se borne à l'exagérer. Chez l'hystérique, au contraire, l'émotivité n'est soumise à aucune loi ; elle est capricieuse et anormale tant qualitativement que quantitativement ; elle va beaucoup plus loin, amenant à des dissociations de la personnalité, éminemment propices aux autosuggestions. Plus que le neurasthénique, l'hystérique est dépourvu de jugement ; il en arrive à ne pas avoir conscience des représentations mentales qui ont présidé à tel ou tel acte, qui ont occasionné tel ou tel trouble ; c'est pourquoi l'on dit que les phénomènes hystériques puisent leur origine dans l'inconscient. Le trouble de jugement qui produit l'émotivité étant la base de ces deux affections, M. Dubois estime qu' « il est inutile de s'efforcer de donner à l'hystérie le caractère d'une entité morbide et de la séparer artificiellement de la neurasthénie avec laquelle elle est presque toujours combinée [2]. »

« L'hystérie, dit au contraire M. Sollier [3], est un trouble physique, fonctionnel du cerveau, consistant dans un engourdissement ou un sommeil localisé ou généralisé, passager ou permanent des centres cérébraux, et se traduisant, par conséquent, suivant les centres atteints, par des manifestations vaso-motrices, trophiques, viscérales, sensorielles et sensitivo-motrices et enfin psychiques et, suivant ses variations, son degré et sa durée, par des crises transitoires, des stigmates permanents ou des accidents paroxystiques. Les hystériques confirmés ne sont que des vigiambules dont l'état de sommeil

(1) Dubois. Die Einbildung als Krankheitsursache, Wiesbaden 1907.
(2) Dubois. Les psychonévroses et leur traitement moral, Paris 1904.
(3) Sollier. L'hystérie et son traitement.

est plus ou moins profond, plus ou moins étendu. » Et, reprenant la théorie de BASTIAN, SOLLIER estime qu'il faut chercher la cause de cet arrêt des centres dans un trouble vasomoteur, un spasme des vaisseaux. Cette opinion n'a pas résisté à l'observation et à l'examen des malades. Elle est en contradiction avec les faits, car les troubles dans l'irrigation de certaines parties du cerveau produisent des symptômes totalement différents des troubles hystériques. Le mutisme hystérique, par exemple, ne s'accompagne pas des troubles de l'intelligence, de la lecture, de la compréhension, de la parole, que l'on rencontre toujours dans l'aphasie organique. De même, les paralysies par lésions organiques des centres nerveux ou des voies conductrices de la motilité ont des localisations périphériques avec troubles dans la tonicité, les réflexes et la trophicité qui n'existent pas dans l'hystérie.

RAYMOND a repris les idées de CHARCOT et montré qu'elles n'étaient pas incompatibles avec une conception plus moderne des phénomènes hystériques, et il fait entrer cette névrose dans le cadre exposé par son collaborateur, M. Pierre JANET. Mais tandis que celui-ci se plaçait surtout au point de vue psychologique, RAYMOND dans le *Traité international de Psychologie pathologique* a surtout envisagé le point de vue clinique, et ceci est vraiment intéressant. Il rappelle d'abord que ce qui manque à l'hystérique, c'est le contrôle du moi sur la réalité des conceptions ou des perceptions qui s'imposent à lui. Toute une série de sensations correctrices n'étant plus perçues, il se produit un véritable déséquilibre mental, en vertu duquel ces sensations seules perçues, prenant une importance et un relief beaucoup trop considérable, deviendront de ce fait pathologiques. Un mot, dit RAYMOND, caractérise ce fonctionnement irrégulier : c'est la suggestibilité.

Passant ensuite en revue les troubles somatiques, qu'il admet en totalité, RAYMOND nous explique d'abord le mécanisme des anesthésies. Si elles ont pu être simulées ou quelquefois encore suggestionnées, il n'en reste pas moins vrai qu'elles ont été relevées chez des malades vierges de tout examen, habitant la campagne et ignorant même le nom de la maladie que l'on cherchait sur eux ; ceux-là du moins ne pouvaient donc pas se laisser impressionner. Et d'ailleurs, si ces troubles relevaient entièrement de la suggestion médicale, ils n'en constitueraient pas moins des phénomènes morbides qui ne sauraient être négligés. L'anesthésie hystérique est d'origine psychique, mais en dehors de la personnalité consciente, et comme l'a dit Mœbius, « les hystériques anesthésiques sentent, mais ne le savent pas. » Il arrive d'ailleurs quelquefois que ces sensations soient enregistrées et perçues; mais alors elles ne sont pas contrôlées par la foule des éléments correctifs qui viennent à l'ordinaire lors de toute perception, et voilà pourquoi elles sont ressenties d'une façon violente, exagérée : Ce sont les hyperesthésies.

Les paralysies et les contractures relèvent du même trouble physiopsychopathologique. L'idée d'impuissance motrice s'imposant à l'esprit et n'étant pas d'autre part corrigée comme à l'ordinaire par des impressions tactiles, musculaires ou articulaires, se réalise objectivement, à l'insu du sujet. De même, lorsqu'un hystérique reçoit un léger traumatisme, cette sensation étant faussement perçue, il va se produire une contracture intense de défense, nullement en rapport avec le choc produit. Et si la détente ne s'opère plus, c'est parce que le malade a oublié les mouvements volontaires nécessaires pour détruire la contracture.

Quant aux troubles circulatoires et trophiques, bien que nous ignorions à quoi ils sont dus et s'ils correspondent à des lésions anatomiques déterminées, ce n'est pas une raison suffisante pour vouloir les méconnaître. Ils sont explicables eux aussi par le même mécanisme exposé plus haut, et doivent prendre place dans le domaine des fonctions organiques soustraites à l'action de la volonté. On sait, d'ailleurs, que les émotions ne sont pas sans action sur les phénomènes vaso-moteurs : mais, tandis que normalement la cause passée, tout rentre dans l'ordre, dans l'hystérie, et toujours pour les mêmes raisons, le mécanisme mis en branle ne parvient plus à s'arrêter. Les troubles viscéraux s'expliqueraient de la même manière.

L'attaque hystérique avec ses grands paroxysmes résumerait enfin tous les symptômes de l'hystérie, et si Raymond admet qu'elle n'est plus aussi fréquente qu'à l'époque de Charcot, il maintient cependant qu'elle n'a pas encore complètement disparu. Et il conclut en disant : « La psychonévrose hystérie, qui n'est qu'une manière de réagir et de sentir de la part de l'individu atteint, résulte d'une modification particulière du dynamisme nerveux caractérisé par un trouble du régime des réflexes corticaux et sous-corticaux. Ceux-ci, inhibés ou excités, engendrent la dissociation des opérations physiopsychologiques et leur fonctionnement isolé et sans contrôle. Ainsi, sont créés des syndromes nerveux plus ou moins durables dans les divers phénomènes que règlent ces réflexes [1]. »

Tel est le résumé, peut-être un peu long, des conceptions modernes sur l'hystérie.

Si nous avons tant insisté, c'est que cette mise au point nous a paru nécessaire pour aborder avec profit l'étude de notre sujet. Nous n'avons point l'intention de choisir ici parmi les différentes théories que nous avons envisagées, ni d'offrir une conception plus ou moins nouvelle de l'hystérie. Nous nous occuperons seulement des troubles psychiques de la névrose, et parmi ces troubles psychiques nous décrirons les délires hystériques, tels que nous les a enseignés notre maître, M. le Professeur Régis. Mais, tout d'abord, avant d'entrer dans cette étude, un léger retour en arrière est nécessaire. Voyons qu'elles ont été les opinions des médecins à ce sujet.

Esquirol ne mentionne pas de délires hystériques Morel a décrit une folie hystérique « protéiforme » où l'on peut

(1) Raymond. *In Traité international de psychologie pathologique*, t. II.

faire entrer toutes sortes de délires. Moreau, de Tours, a serré le sujet de plus près, dans son livre : *La folie névropathique*, et il a décrit dans cette névrose toute une série de troubles psychiques. Ceux-ci se présentent sous trois formes : dans la première, on est en présence de troubles psychiques apparaissant en même temps que les troubles nerveux auxquels ils demeurent inséparablement unis ;

Dans la deuxième, la forme psychique se substitue d'emblée et irrévocablement à la forme purement névropathique ;

Dans la troisième, le délire névropathique peut atteindre des individus qui n'ont jamais eu de crises nerveuses, et cela en vertu de prédispositions héréditaires. Ces délires apparaissent subitement, se développent rapidement et sont ordinairement consécutifs à une impulsion morale vive. Ils présentent les caractères suivants :

1° Le malade conserve la conscience plus ou moins grande de son délire ;

2° Ces délires présentent une analogie avec le délire artificiel (haschich) ;

3° Ils présentent des analogies : avec l'état de somnambulisme :

4° Avec l'état de stupeur ;

5° On trouve des idées de suicide, sans cause ;

6° On y trouve des impulsions. Le malade agit sans raison, et non pour répondre, comme les aliénés, à quelque idée de vengeance, d'agression, etc. ;

7° Les idées érotiques se rencontrent aussi souvent.

Legrand du Saulle, Falret ont étudié aussi les troubles physiques de l'hystérie : mais, à l'instar de Moreau, ils ont admis en outre des délires hystériques passagers une véritable folie névropathique. Il ne semble pas qu'il faille retenir cette deuxième manière de voir, dont nous aurons à reparler à propos du livre récent de MM. Mairet et Salager.

Charcot et ses élèves ont divisé les délires hystériques par rapport à l'attaque elle-même ; ils ont décrit les délires liés aux attaques et les délires qui en sont indépendants.

M. Pitres, dans ses leçons cliniques, distingue trois formes principales :

1° Les attaques de manie hystérique ;

2° Les attaques de délire hallucinatoire :

3° Les attaques de délire ecmésique.

Nous n'insisterons pas sur les deux premières formes, les avoir signalées vaut une définition ; nous nous arrêterons un instant au délire ecmésique.

« L'ecmésie, dit M. Pitres, est une forme d'amnésie partielle dans laquelle le souvenir des événements antérieurs à une certaine période de la vie est intégralement conservé, tandis que le souvenir des événements postérieurs à cette période est totalement aboli. » Il s'ensuit une transformation de l'état mental du sujet qui, subitement reporté en arrière, à une certaine période de sa vie, pense et agit comme il pensait et agissait à cette époque déterminée.

Krafft-Ebing envisage trois formes de folie hystérique : les deux premières ne sont à proprement parler que des délires, et la troisième doit plutôt être considérée comme une vésanie évoluant chez un névropathe. Ces trois formes sont :

1° Des états d'aliénation mentale durant de quelques heures à quelques jours ; ils continuent les accès ou se substituent à eux ;

2° Des délires hystériques prolongés dus à des hallucinations :

3° Des psychoses hystériques qui sont :

a) Manie et mélancolie hystériques ;

b) La folie de l'hystérique dégénéré.

Au quatrième Congrès belge de neurologie et de psychiatrie tenu à Gand, au mois de septembre 1908, M. Léon Laruelle a traité d'une façon tout à fait complète les psychoses hystériques. Après avoir admis un état mental chez les hystériques, il divise pour la commodité de l'exposition les manifestations psychiques en deux groupes :

1° Les troubles psychiques liés aux attaques ;

2° Les troubles psychiques indépendant des attaques.

Dans le premier groupe, il faut placer les symptômes prodromiques qui annoncent l'attaque; ce sont des troubles de l'humeur et du caractère, du fléchissement dans la volonté et l'attention, une mobilité extrême tant somatique que psychique; le sommeil est ordinairement mauvais et souvent accompagné d'hallucinations. Et ce mécanisme peut quelquefois à lui seul déclancher toute la crise par le souvenir des crises passées; c'est cette pathogénie que l'on doit admettre chaque fois que l'on ne se trouve pas en présence d'une émotion choc pouvant expliquer l'attaque. Dans ce même groupe il faut placer les manifestations délirantes de la troisième et de la quatrième phase de la crise convulsive.

Dans les troubles psychiques indépendant des attaques, M. Laruelle, avant d'en arriver aux délires, fait une place aux états affectifs pathologiques, états d'exaltation ou de dépression, mais de nature psychogène. Et s'il ne croit pas devoir envisager la mélancolie et la manie hystériques il s'arrête assez longtemps à la stupeur hystérique.

Le délire indépendant des attaques est en tous points comparable au délire de la quatrième période de la crise, il est sensoriel, hallucinatoire, onirique. Il présente cependant diverses modalités qui sont : le délire infantile ; le délire zoanthropique, dans lequel les malades se croient changés en animaux (une malade de Charcot, croyant être changée en chat, courrait à quatre pattes, griffait et miaulait) : le délire d'extase, le délire prophétique, le délire d'auto-hétéroaccusation, le délire ecmésique, de Pitres, le délire érotique.

Les caractéristiques de ces délires sont :

1° Leur nature psychogène ;

2° « L'influençabilité » la malléabilité du délire qui tient à la suggestibilité pathologique du sujet :

3° Leur caractère transitoire ;

4° Leur début et leur disparition soudaines ;

5° L'amnésie consécutive ;

6° La possibilité de reproduire par suggestion et avec une

exactitude rigoureuse, ces troubles mentaux et de les faire disparaître par persuasion.

Comme autres troubles psychiques de l'hystérie, M. LARUELLE décrit encore le somnambulisme et des états crépusculaires.

M. HARTENBERG, dans son étude sur l'hystérie [1], décrit à cette affection des troubles psychiques qui sont les hallucinations, le somnambulisme et les délires. Tous ces troubles ne lui apparaissent que comme l'exagération morbide de processus psychiques normaux qui se passent en chacun de nous.

« Chacun de nous, qui a traversé une circonstance périlleuse ou tragique, repasse en souvenir ces événements, réfléchit, médite, sur les conditions qui l'ont provoquée, entourée et suivie, ressent en souvenir des émotions, ébauche des gestes de défense ou de révolte.

« Chacun de nous s'abandonne à certains moments de détente, à des rêveries, à des extases où il oublie toutes les réalités du monde extérieur pour s'envoler vers les hauteurs d'un monde fantaisiste et imaginaire.

« Chacun de nous, fortement absorbé par un discours intérieur, une intention d'acte, prononce à voix basse et du bout des lèvres ce discours, commence, par des secousses musculaires, l'acte qu'il se propose d'exécuter. Seulement, chez l'individu normal, ces hallucinations, ces rêves, ces somnambulismes demeurent à l'état naissant, ne vont pas jusqu'au bout de la réalisation, ne s'objectivent pas en visions, en gestes réels. Au contraire, chez certains sujets, nous voyons ces phénomènes acquérir une intensité, une perfection de développement que M. JANET a fort exactement décrites... »

« En somme, ces caractères relèvent tous d'une véritable hypertrophie des images mentales qui prennent le coloris, le relief, l'impulsivité de la réalité. Comme le remarque

---

[1] HARTENBERG. L'hystérie et les hystériques, Paris, 1912.

M. Janet, leurs caractères appartiennent en propres à une seule catégorie d'individus, dénommés hystériques... »

MM. Mairet et Salager dans leur livre : *La folie hystérique* (¹) ont étudié avec des observations à l'appui les délires hystériques.

Ils considèrent :

1° Les délires liés aux attaques convulsives ;

2° Les délires équivalentaires ;

3° Les délires équivalentaires par crises rapprochées constituant des périodes délirantes séparées par des intermissions ;

4° Les délires hystériques prolongés ;

5° Les délires hystériques et vésaniques combinés.

Nous terminerons cet historique en rappelant les opinions de l'école de M. Babinski. Nous redonnons la parole à M. Henri Meige : « Ce serait temps perdu que de faire même une simple énumération de tous les autres désordres psychiques qui ont été mis sur le compte de l'hystérie. Ce qu'il faut savoir, c'est qu'un très grand nombre de troubles mentaux, légers ou graves, passagers ou tenaces ont été considérés à tort comme appartenant en propre à cette psychonévrose, et qu'on les retrouve aussi nettement caractérisées dans d'autres formes mentales. Par exemple les idées fixes, auxquelles on a fait jouer un si grand rôle dans la genèse des phénomènes hystériques, se trouvent dans une foule de psychopathies ; de même pour les hallucinations. On ne peut pas dire davantage qu'il existe un délire hystérique et encore moins une folie hystérique. »

C'est à l'existence de ce délire hystérique que nous allons consacrer les pages qui suivent. L'idée de ce travail nous vint au cours de notre stage dans le service de M. le Professeur Régis, où nous eûmes l'occasion d'observer à plusieurs

(¹) Mairet et Salager. La folie hystérique. Montpellier 1910.

reprises des manifestations délirantes chez les hystériques. Les observations qui viendront à l'appui de notre thèse sont celles de malades que nous avons pu étudier et suivre, soit dans le service, soit à la consultation.

CHAPITRE II

Division des délires hystériques [1]
Leurs caractères

On peut diviser les troubles psychiques d'origine hystérique en deux grands groupes. Dans le premier groupe, on place les troubles psychiques élémentaires n'allant pas jusqu'au délire; dans le second les psychoses véritables.

Parmi les troubles psychiques élémentaires, nous envisagerons :

1° L'état mental des hystériques ;

2° Les idées fixes subconscientes ;

3° Les hallucinations oniriques.

L'état mental des hystériques est d'observation banale; il suffit d'avoir approché quelques-uns de ces malades pour en être frappé. Aussi nous n'insisterons pas ; nous rappellerons cependant que cet état mental découle tout naturellement de

(1) Les éléments de ce chapitre ont été empruntés à une clinique de M. le Professeur Régis, clinique recueillie par M. le Docteur Imbert, assistant.

la conception que nous nous faisons de l'hystérie après MM. Janet et Raymond.

Les idées fixes subconscientes appartiennent en propre aux hystériques, et interviennent pour une large part dans leur existence. L'hystérie étant une maladie de la personnalité, ces malades vivent davantage dans leur subconscient que dans leur vie consciente, car ils présentent une aptitude toute particulière à la désagrégation mentale, ou, pour employer l'image ingénieuse de M. Grasset, à la désagrégation de leur polygone. Ainsi privés du contrôle de leur centre O, c'est-à-dire de leur conscience, ils puiseront dans leur subconscient des idées qui s'imposeront à eux et dirigeront leur activité pour ainsi dire à leur insu.

Les hallucinations oniriques interviennent pour une grande part dans l'hystérie, et expliquent pas mal de ses manifestations. Elles ne constituent pas cependant des phénomènes qui lui soient propres, car on les retrouve dans d'autres états morbides.

Le second groupe des troubles psychiques constitue les psychoses véritables. Nous y trouvons :

1° Les délires liés aux attaques ;

2° Les délires indépendant des attaques ;

3° Les vésanies.

De tous ces troubles psychiques, tant du premier groupe que du second, nous n'étudierons que les seuls délires hystériques, laissant volontairement de côté la question de la folie hystérique, la preuve de son existence étant loin d'être faite.

1° *Délires liés aux attaques.*

Les délires liés aux attaques sont très fréquents. Nous n'essayerons pas de déterminer si c'est à la troisième ou à la quatrième phase de la crise convulsive qu'ils apparaissent, puisque cette attaque-type se fait de plus en plus rare. Nous dirons seulement qu'ils terminent l'attaque ou la suivent de près.

Voici l'exemple classique de M. P. Richer :

La malade a été victime d'un viol à l'âge de douze ans; la deuxième période de l'attaque pendant laquelle son rêve a commencé se termine par une vive agitation. La malade semble lutter pour se soustraire à des étreintes, et ces paroles lui échappent : « Au secours ! Au secours ! Ah ! vous ne m'aurez pas... vous ne m'embrasserez pas... il est minuit, rentrez... changez de verre, je ne boirai pas... moi je ne suis pas maman, non... lâchez-moi. » Mais elle ne peut longtemps soutenir la lutte, elle supplie, les mains jointes : « Pardon ! Pardon ! » Parfois, dans un mouvement plus accusé, elle se redresse et se met complètement à genoux. Dans ces poses de plus en plus suppliantes, comme dans sa voix dont l'accent devient plein d'angoisse et de terreur, on sent que le misérable ne se laisse pas toucher. Brusquement, la malade retombe sur le lit, comme terrassée par une force irrésistible. Elle est couchée sur le dos, étendue en croix, la tête droite, légèrement renversée en arrière, les yeux grands ouverts; son visage exprime la colère et l'effroi. Les bras sont raides, les poings sont fermés. Les paroles qu'elle laisse échapper montrent clairement ce qui se passe. L'acte consommé, elle se redresse et, comme une véritable furie, montre le poing, crache à la figure de son agresseur.

Nous avons signalé comme caractère principal de la mentalité hystérique, la suggestibilité anormale des sujets. Cette suggestibilité se retrouve encore tout entière au cours des paroxysmes convulsifs et l'on va voir, par l'exemple suivant emprunté à M. Bernheim, que l'on peut créer de toutes pièces par suggestion un délire semblable à celui des attaques :

Un jour, pendant la visite, je trouve une jeune fille qui venait d'entrer, hystérique depuis deux ans. Je la trouve en pleine crise, la tête renversée en arrière, le corps incurvé en pleurosthotonos, la contracture alternant avec des contorsions et des grands mouvements, la respiration haletante. Après avoir assisté pendant trois minutes à cette scène, je dis que la malade va entrer dans une nouvelle phase, qu'elle va voir des hommes qui se battent, des brigands qui vont mettre le feu à la maison, etc... C'est une phase d'hallucination triste. Bientôt, en effet, sa face exprime la terreur, la malade se cache dans les draps, jette des cris. Alors je dis qu'elle va assister à une scène amusante : des hommes ivres qui dansent, des diablotins vont la chatouiller au cou et la faire rire. En effet, sa figure change d'expression, elle regarde avec étonnement et est agitée par les grimaces d'un rire provoqué. Je voyais cette hystérique pour la première fois, ajoute M. Bernheim ; elle ne me connaisait pas et n'avait assisté à aucune expérience de suggestion.

On peut donc dire que des troubles mentaux accompagnent toujours les paroxysmes convulsifs, puisque nous retrouvons ces troubles avant, pendant et après la crise. Et si nous admettons, avec Raymond, que ces crises elles-mêmes ont leur origine première dans le psychisme désagrégé du sujet, nous voyons que l'hystérie tout entière relève de la pathologie mentale, et que les troubles physiques, d'ordre neurologique, ne sont que des caractères secondaires, venant s'ajouter aux premiers. Et cette manière de voir a une importance pratique au point de vue du diagnostic différentiel. Lorsqu'on aura à différencier une crise hystérique de crises similaires, ce n'est pas aux seuls symptômes physiques qu'il faudra faire appel; il conviendra avant tout de s'éclairer à la faveur des troubles psychiques qui pourront, sinon apporter le diagnostic, du moins le faciliter.

2° *Délires indépendant des attaques.*

Si nous avons adopté cette division de délires dépendant ou indépendant des attaques, ce n'est que pour la facilité de l'exposition, et nous nous rendons bien compte de ce qu'une division aussi nette et aussi tranchée peut présenter d'artificiel. Les délires hystériques, en effet, ne sont jamais complètement indépendants de l'attaque. Ils peuvent quelquefois être séparés d'elle par un laps de temps plus ou moins long, mais pendant cette période de pseudo-rémission il ne faut point considérer le malade comme revenu à la vie normale. Nous sommes plutôt en présence d'une période de concentration qui ne fait que préparer l'éclosion du délire.

D'autres fois, il n'apparaît pas au premier abord que ce délire soit relié à une attaque, mais si l'on y regarde de plus près on voit, le plus souvent, qu'il a été précédé de phénomènes qui ne sont en somme que des ébauches d'attaque, pleurs, constrictions à la gorge, suffocations, mouvements convulsifs.

D'autres fois enfin, le délire se montre sans attaque complète ou ébauchée; mais ici, étant donné qu'il apparaît dans les mêmes conditions qu'elle, précédé des mêmes symptômes prodromiques, on peut dire qu'il en tient lieu, constituant un véritable équivalant psychique de cette attaque. Nous dirons donc que le délire hystérique, quel que soit son mode d'apparition, est un délire d'attaque.

On a décrit plusieurs variétés de délires hystériques : le délire somnambulique, le délire d'extase, le délire prophétique, le délire d'auto ou d'hétéroaccusation, enfin le délire ecmésique, de M. Pitres.

Tous ces délires, cependant, ne sont variables qu'en apparence. Ils sont la manifestation d'un même état maladif, et ne constituent que des modalités différentes d'un même délire, le délire hystérique, essentiellement onirique et hallucinatoire. Toutes les différences qui existent entre eux résident dans la couleur des idées délirantes, lesquelles varient avec chaque individu et chez le même individu avec les hallucinations ou le rêve du moment. Et cela est si vrai, qu'un même malade peut, au cours de son existence, voire même au cours de la même crise, faire successivement ou à la fois, par exemple, du délire mystique et du délire érotique.

On a essayé de faire absorber ces délires hystériques soit

par la dégénérescence, soit par la démence précoce. Il importe donc, pour montrer leur individualité propre, d'en donner les caractères fondamentaux :

1° Ces délires surviennent chez des personnes nerveuses ;

2° Ils sont plus ou moins en relation avec les attaques ;

3° Ils débutent brusquement ;

4° Ce sont des délires oniriques hallucinatoires ;

5° Ils sont de courte durée ;

6° Ils cessent brusquement ;

7° Leur guérison est certaine ;

8° Ils laissent une amnésie plus ou moins complète ;

9° Ils sont sujets à des récidives, le plus souvent sous la même forme, parfois aux mêmes heures et dans les mêmes conditions.

1° Les délires hystériques surviennent chez des personnes nerveuses. On trouve le plus souvent dans les antécédents héréditaires et personnels de ces malades des traces nettes de nervosisme. Ces personnes sont des instables, au physique comme au moral, se mettent facilement en colère et pleurent avec non moins de facilité ; en somme, ce sont des émotives.

2° Ces délires sont reliés aux attaques. Ils peuvent survenir au cours de la crise convulsive ou la suivre immédiatement, que cette crise soit complète ou simplement ébauchée. D'autres fois, comme nous l'avons déjà signalé, ils peuvent constituer des équivalents psychiques de cette attaque.

3° Le début de ces délires est brusque et rapide, et c'est là un des caractères importants au point de vue diagnostic différentiel. Le vésanique, en effet, ne rentre pas ainsi tout d'un coup dans sa folie ; il y a une période transitoire souvent fort longue, pendant laquelle on peut suivre les étapes qui conduiront le malade à l'asile. Seuls les intoxiqués et quelquefois aussi les déments précoces, peuvent présenter un délire à début aussi soudain. Il arrive aussi que le délire ne suive point immédiatement le choc émotif qui lui aura donné naissance. Dans ce cas, le malade est pour ainsi dire sidéré par son émotion, une phase de concentration plus ou moins longue lui est nécessaire pour extérioriser son délire.

4° Le délire hystérique est presque toujours constitué par un délire onirique hallucinatoire. Ces hallucinations sont de toutes sortes; elles peuvent provoquer la gaieté ou la tristesse, se rapporter à des personnages humains ou surnaturels (c'était le cas des possédés du moyen âge), ou encore à des animaux de toute nature. Plus rarement, ces hallucinations peuvent laisser le malade indifférent, le transportant au milieu de ses occupations journalières: le malade fait alors du délire professionnel. Tantôt, enfin, ces hallucinations sont agréables, et ce dernier caractère est un peu spécial à l'hystérie, car les hallucinations indifférentes ou terrifiantes se rencontrent chez les intoxiqués et particulièrement chez les éthyliques.

Dans le rêve ordinaire, le sujet assiste en spectateur à son rêve auquel il est plus ou moins indifférent. L'hystérique, lui, est acteur, il prend part à ce rêve, il le vit. Et par sa mimique, ses gestes et ses paroles, nous pouvons interpréter et suivre toute la gamme de ses hallucinations. Celles-ci ont une force toute particulière, et pour s'en rendre compte il faut savoir en quels termes les malades en parlent. Nous citerons à ce propos deux exemples typiques empruntés aux leçons cliniques de M. Pitres. Le premier est extrait de l'autobiographie de sainte Thérèse :

Voici, dit la sainte, une vision dont le Seigneur daigna me favoriser à diverses reprises. J'apercevais près de moi, du côté gauche, un ange sous une forme corporelle... Il n'était point grand, mais petit et très beau ; à son visage enflammé on reconnaissait un de ces esprits d'une très haute hiérarchie qui ne sont, ce me semble, que flamme et amour... Je voyais dans les mains de cet ange un long dard qui était d'or et dont la pointe en fer avait à l'extrémité un peu de feu. De temps en temps, il le plongeait au travers de mon cœur et l'enfonçait jusqu'aux entrailles; en le retirant, il semblait me les emporter avec ce dard et me laissait tout embrasée d'amour de Dieu. La douleur de cette blessure était si vive qu'elle m'arrachait ces faibles soupirs dont je parlais naguère ; mais cet indicible martyre me faisait goûter en même temps les plus suaves délices ; aussi je ne pouvais ni en désirer la fin, ni trouver le bonheur hors de mon Dieu...

Le deuxième exemple a trait à un étudiant du service, en butte aux accusations d'une malade.

Toutes les nuits, disait la malade, M. M... pénètre dans la salle par la fenêtre située à gauche de mon lit, il se couche à mon côté, m'embrasse et me fait des déclarations enflammées qui jettent le trouble dans mon esprit. S'il en restait là, je ne me plaindrais pas, mais après m'avoir caressée, il me violente et, sans égard pour mes supplications et pour mon état de faiblesse, il abuse brutalement de moi deux ou trois fois de rang. Puis, il me laisse meurtrie de coups et accablée de fatigue, en m'annonçant qu'il recommencera la nuit suivante.

5° La durée du délire hystérique est ordinairement très courte : elle s'étend de quelques instants à quelques heures, à quelques jours. Exceptionnellement on a vu ces délires se prolonger des semaines et des mois. Le plus souvent même ces délires qui durent si longtemps ne sont que des débuts de démence précoce méconnue.

6° La cessation du délire est brusque, presque instantanée. Il arrive parfois qu'après sa cessation il laisse à sa place un état particulier d'obnubilation, sur lequel les Allemands ont beaucoup insisté, et qu'ils ont décrit sous le nom de « Dämmerzustände. » Cet état est comparable à eclui qui précède le réveil, et dans lequel une sorte de nuage obscurcit les facultés mentales encore engourdies. C'est cette période précise, transitoire entre la veille et le sommeil, que les auteurs ont décrite sous le nom de période hypnagogique.

7° Le délire hystérique est d'un pronostic très favorable, il guérit toujours. Il est quelquefois arrivé que des délires considérés comme hystériques ne se soient point terminés par la guérison. Dans ces cas particuliers, le médecin s'était trouvé en présence de démences précoces à début hystériforme, et il faut bien avouer que le diagnostic différentiel était particulièrement délicat et difficile. Comme règle générale, on se rappellera que chaque fois que le diagnostic sera hésitant entre la démence précoce et l'hystérie, c'est à l'évolution et à la durée de la crise qu'il faudra recourir pour établir le diagnostic. On considérera comme suspect un trouble mental qui après avoir débuté à la manière de l'hystérie aura une évolution traînante pendant des semaines ou des mois, sans aucune tendance à la régression ou à la progression. M. le Docteur Laruelle [1] rapporte la longue observation d'un malade dont les troubles mentaux furent considérés comme de nature hystérique ; ce malade était un émotif, un instable ; il eut des crises d'agitation qui semblaient bien névropathiques : en dehors de ces paroxysmes délirants, il restait orienté dans le temps et dans l'espace. Or, ce malade évolua insensiblement vers une démence précoce catatonique, dont il présenta plus tard tous les symptômes.

8° Le délire hystérique laisse à sa suite une amnésie plus ou moins complète, qui s'étend depuis le moment où le malade est entré dans sa phase délirante, jusqu'au moment où il en est sorti. Lorsque les paroxysmes délirants ont été de courte durée, le malade présente plutôt de la dysmnésie que de l'amnésie véritable. La malade de l'observation II se rappellera quelques incidents de sa crise, celle de l'observation IV, dont les périodes hallucinatoires ne duraient pas plus de quelques minutes, en conservera le souvenir presque complet, les détails seuls feront défaut. Mais cet oubli, d'ailleurs, n'est qu'apparent. Les crises délirantes ayant eu lieu au cours d'une dissociation de la personnalité, il suffira de recréer cette dissociation par l'hypnose, pour voir les malades se rappeler,

---

(1) Laruelle. Rapport au 4e Congrès belge de neurologie et de psychiatrie. Gand, sept. 1908. *In Bulletin de la Société de médecine mentale de Belgique*, 1908.

à la faveur de ce nouvel état second, jusqu'aux moindres particularités de leur délire.

9° Les délires hystériques sont sujets à des récidives. Ces récidives peuvent se produire sous l'influence des mêmes causes qui ont déterminé les premières crises. Le souvenir seul, avec l'appréhension qui l'accompagne, peut aussi déclancher tout le mécanisme délirant. Nous savons, en effet, quelle facilité les malades ont de s'autosuggestionner; il semble bien que cette autosuggestion soit la véritable cause de la périodicité des délires. L'hystérique, péniblement impressionné par les crises passées, vit dans l'éternelle terreur des crises à venir. Survienne alors un événement insignifiant en lui-même, il pourra, par sa ressemblance avec d'autres événements qui frappèrent le malade, créer un état émotif identique à celui de la première crise. A la faveur de cet état émotif particulier se produira une nouvelle crise semblable à l'ancienne. Nous rappellerons l'observation résumée d'une malade qui rentrait tous les mois dans le service de M. le Professeur Lande, en proie à un accès de délire hystérique (1).

Réglée à onze ans, elle a eu, à quatorze ans, une paraplégie qui a persisté pendant deux années. De seize à dix-neuf ans elle a joui d'une d'une bonne santé.

En 1880, pendant qu'elle était en convalescence d'une indisposition sans gravité, sa sœur renversa par mégarde une lampe à pétrole dans sa chambre. Le pétrole répandu sur le plancher s'enflamma; le feu prit aux rideaux du lit, et Maria, qui avait précisément ses règles, se vit tout à coup entourée de flammes. Elle se précipita affolée dans la rue, en proie à un accès de délire si violent qu'on fut obligé de la placer dans un asile d'aliénées. Mais au bout de neuf jours l'agitation délirante se calma. Maria revint dans sa famille. Mais, depuis cette époque,

(1) Observation rapportée par M. Pitres, dans ses leçons cliniques sur l'hystérie.

elle n'a jamais vu reparaître ses règles, et tous les mois elle est en proie à un accès de manie hystérique accompagnée d'exsudation sanguine des paupières. Chaque accès dure trois ou quatre jours. Il débute par une modification dans le caractère. La malade, habituellement vive et irritable, devient indifférente et « douce comme un agneau ». C'est alors qu'elle vient à l'hôpital où, connaissant ses habitudes, on prépare les appareils de contention qui ne tarderont pas à devenir nécessaires. Le lendemain, en effet, le délire maniaque éclate. Il est d'une excessive violence. La malade crie, s'agite et prononce pendant des heures entières, avec des gestes tragiques et des attitudes outrées, des phrases incohérentes. Vient-on à s'approcher d'elle, elle vous crache au visage et son délire augmente de violence. Souvent elle se jette avec fureur sur des personnes qui se trouvent à sa portée. Ce qu'elle dépense de force est inimaginable. Si elle n'est pas solidement camisolée, lorsque le délire débute, il faut appeler cinq ou six personnes vigoureuses pour la maintenir. Elle crie et chante souvent à pleine voix pendant quarante-huit heures consécutives, sans prendre une minute de repos. Quand l'accès est terminé, elle n'a aucun souvenir de ce qui s'est passé pendant sa durée.

CHAPITRE III

OBSERVATIONS

Nous venons d'exposer dans le chapitre précédent les caractères qu'après M. le Professeur Régis nous reconnaissons aux délires hystériques. Une telle conception ne doit pas être considérée comme factice ou comme une vue de l'esprit. Pour preuve de ce que nous avons avancé, nous donnons une série d'observations où se trouvent la plupart des caractères typiques que nous venons d'énumérer.

OBSERVATION I (Inédite).

X. ., âgée de trente ans. Père alcoolique, âgé de soixante-dix ans, irritable, avec tendances à la violence; il y a quinze mois s'est blessé involontairement d'un coup de fusil; de plus, est rhumatisant. La mère est également atteinte de rhumatisme. La malade a deux frères et deux sœurs vivants; un autre frère est mort d'une rupture d'anévrisme à l'âge de vingt-huit ans. Un des frères vivants est alcoolique, les sœurs sont bien portantes. Le passé pathologique de notre malade est assez chargé. A quatorze ans elle est atteinte de rhumatisme articulaire; à seize ans de fièvre typhoïde; à dix-sept ans de pleurésie, à vingt-trois ans de scarlatine sans complications. Elle est sujette à une constipation opiniâtre telle que, si l'on n'intervient pas, elle reste huit à dix jours sans aller à la selle. Elle souffre fréquemment de migraines et de céphalées violentes. Réglée vers seize ou dix-sept ans, ses époques menstruelles ne reparaissent que tous les quarante jours.

Très émotive et très nerveuse elle ne peut supporter aucune contrariété, aucune émotion forte. Cette émotivité, déjà excessive quand la malade était jeune fille, n'a fait que s'accentuer avec l'âge, et actuellement la malade présente des crises névropathiques au moindre choc émotionnel. Une grande crise est survenue il y a huit ans, à la mort de son frère; en revenant du marché la malade trouva chez elle un télégraphiste porteur de la fatale nouvelle; elle sentit quelque chose lui monter à la gorge, fut prise de tremblements, versa d'abondantes larmes, et resta près d'une demi-heure dans un état de subconscience, sans se rendre compte de ce qui se faisait autour d'elle. Elle a souvent eu depuis de petites crises, avec sensation de constriction à la gorge, suivies de courtes syncopes, le tout se terminant par des larmes. En dehors de ces crises, la malade est très peureuse, redoutant le présent aussi bien que l'avenir; cette tendance panophobique a été accentuée par des accidents sans importance survenus dans le cours de sa vie; un mendiant, une bohémienne sont entrés chez elle et ont proféré à son adresse menaces et injures. Mariée il y a cinq ans, elle a eu une première grossesse en 1909; l'accouchement eut lieu à la Maternité de Bordeaux, le 14 octobre, et nécessita l'application du forceps sous anesthésie au chloroforme. L'enfant, qui avait souffert au cours de l'intervention, mourut au bout de six jours; la malade fut très affectée de la perte de son fils. Redevenue enceinte, elle a accouché en août dernier. Dans les derniers mois de cette grossesse, la malade, hantée par le souvenir de la première gestation, était dans un état d'anxiété extrême, redoutant une issue fatale et pour elle et pour son enfant. Cet accouchement se fit cependant sans aucune complication, et l'enfant, une petite fille, s'est normalement développée, nourrie au sein maternel. Tout allait bien, lorsque vers le 20 novembre la malade, qui souffrait déjà de la tête, eut une vive discussion avec une de ses sœurs; elle en fut fortement peinée, eut des palpitations, des battements de cœur et sa céphalée s'en aggrava. La nuit suivante elle dormit mal et rêva qu'on lui volait son enfant.

Puis le calme revint ; mais dans la journée du 24 novembre 1911, la malade eut une nouvelle contrariété. Comme elle avait fait à son frère, âgé de dix-sept ans, une remontrance au sujet de sa conduite, celui-ci, qui vivait avec elle, lui répondit très insolemment ; la discussion s'envenima et le jeune homme quitta la maison. Très affectée par cette scène, et surtout très peinée par le départ de son frère qu'elle aimait beaucoup, la malade, qui souffrait d'une violente céphalée, vit son mal à la tête augmenter à tel point que, selon sa propre expression, elle croyait devenir folle. Elle put néanmoins causer un peu avec ses voisins et se coucha vers 22 heures, la tête lourde et le corps brisé. A minuit elle s'est réveillée, a donné le sein à sa fillette, et à partir de ce moment ne se souvient plus de rien. Brusquement à 4 heures elle s'est levée en proie à une agitation extrême, se croyant sous les wagons du chemin de fer (son mari est employé à la Compagnie du Midi), et craignant qu'on ne lui enlevât son enfant. Dans la matinée du samedi, l'agitation continuant, la malade fut transportée à l'hôpital Saint-André, et placée dans le service d'isolement de M. le Professeur Régis. Elle serrait son enfant contre sa poitrine de peur qu'on le lui arrachât, et continua à délirer jusque vers l'après-midi, puis resta calme, l'air égaré jusqu'à 16 heures. A ce moment, elle a ouvert les yeux et a cherché à se reconnaître ; elle se demandait si elle n'était pas à la maternité, car les murs blancs de sa chambre évoquaient le souvenir de son premier accouchement. Mais lorsqu'on lui eut dit qu'elle se trouvait à l'hôpital elle n'en pouvait croire ses yeux, ne comprenant plus rien et ne sachant ni quand, ni pourquoi, ni comment elle y était venue. Pendant la soirée la malade a été calme, mais la nuit elle a mal dormi ; après s'être assoupie quelque temps, elle s'est réveillée en sursaut se croyant au milieu de pots de peintures et la figure toute barbouillée. La journée du dimanche s'est passée sans incidents. Nous ferons seulement remarquer que la malade qui était entrée dans le service le samedi à 10 heures était restée sans uriner jusqu'au dimanche 9 heures. Dans l'après-midi du dimanche, il ne restait plus trace de rien. Son mari est venu la voir, elle lui a fait promettre de venir la chercher le lendemain. Et le lendemain matin, sur les instances de la malade, et considérant que son état de nourrice l'appelait auprès de son enfant, on lui permet de rentrer chez elle.

Nous ferons simplement ressortir de cette observation que la malade se trouvait courbaturée et atteinte d'une céphalée violente avant sa crise délirante et que de cette crise elle ne se rappelle à peu près rien, si ce n'est qu'elle a allaité son enfant au milieu de la nuit.

La cessation de ce délire à coïncidé avec une véritable débâcle urinaire.

Observation II (Inédite).

Adelina A..., entre dans le service de M. le Professeur Régis, le 23 mai 1912; elle est mariée, âgée de trente-trois ans, actuellement sans profession, mais autrefois tailleuse.

Son père est un alcoolique violent, sa mère une nerveuse. Elle n'a pas eu de maladies graves pendant son enfance. Réglée seulement à dix-huit ans, sa fonction menstruelle ne s'est jamais opérée bien régulièrement, elle fut souvent interrompue pendant deux ou trois mois sans qu'aucun phénomène gravidiqne pût expliquer cette aménorrhée.

Mariée à vingt et un an, elle a eu trois enfants : une petite fille, morte à trois mois du choléra infantile, puis deux garçons bien portants. Le dernier de ces garçons cependant aurait eu une crise convulsive vers l'âge de neuf mois; il a été de plus opéré d'un prolapsus du rectum.

Il y a dix ans, à la suite de la mort de sa petite fille, notre malade éprouva une grande peine, et eût des crises nerveuses nocturnes. Elle se réveillait en sursaut, s'agitait violemment, poussait des cris; le plus généralement ces crises cessaient brusquement au matin. Cet état dura cinq à six mois, sans qu'on ait jamais pu observer au cours de ces paroxysmes ni émission involontaire d'urine, ni morsure de la langue. Puis les crises s'arrêtèrent pour un temps, mais reprennent à nouveau avec des intervalles de quelques jours à un ou deux mois; pendant ces intervalles, la malade était tout à fait normale. Il est intéressant de faire remarquer la suppression des crises au cours des différentes grossesses. Ces crises ont reparu dix mois après le dernier accouchement, obligeant la malade à interrompre l'allaitement de son enfant. Essentiellement convulsives, elles s'accompagnaient néanmoins de troubles psychiques, surtout d'hallucinations terrifiantes avec obnubilation et trouble des idées. La dernière de ces crises eut lieu en avril 1911, à la suite d'une bronchite; et la malade ne présenta plus rien d'anormal jusqu'au 25 mai 1912. Cependant, vers cette époque, s'étant quelque peu surmenée, elle se sentait fatiguée, énervée, dormant mal; c'est pourquoi le samedi 25 mai, elle éprouva un choc émotif violent, bien que la cause qui détermina ce choc fut insignifiante en elle même : Adeline attendait son beau-père et avait fait des préparatifs pour cette visite; or, son beau-père ne vint pas. Cette contrariété détermina aussitôt une série de troubles : grande lassitude, douleur à la gorge, impossibilité de parler, légère obnubilation; et sans savoir pourquoi, la malade se mit à déménager ses armoires; elle entendait parler autour d'elle, mais ne comprenait pas ce qu'on disait; elle avait peur, croyait qu'on allait la tuer, entendait des voix menaçantes et voyait des gendarmes qui la poursuivaient.

Ces troubles psychiques étaient le résultat d'hallucinations qui, dans le cas particulier, avaient pris une remarquable intensité et ne s'étaient pas accompagnées de troubles convulsifs. Le délire constituait ici un équivalant psychique de l'attaque. Son mari, à qui elle faisait part de ses terreurs, essayait en vain de la rassurer; elle restait victime de ses hallucinations, et c'est ainsi qu'une après-midi elle s'en fut chez des voisins, s'assit sans rien dire, puis rentra chez elle sans pouvoir expliquer les raisons de cette fugue en miniature. Mais au bout de trois ou quatre jours, comme le délire persistait et que la surveillance de la malade à domicile devenait impossible, elle fut conduite à l'hôpital Saint-André, dans le service de M. le Professeur Régis. A cette date, le 29 mai, Adeline est dans un état de profonde obnubilation; sa physionomie exprime l'effroi; elle dort mal, a des cauchemars et ne mange pas à cause de la constriction de sa gorge; on doit en conséquence l'alimenter à la sonde. Elle ne parle pas, prononce seulement quelques mots incompréhensibles et fait comprendre par des gestes que son cou est douloureux. Cet état a persisé jusqu'au 1er juin, la crise ayant duré en tout six à sept jours. A cette date, subitement et brusquement, la malade est sortie de son délire ; elle parle normalement, répond intelligemment aux questions qu'on lui pose, s'oriente parfaitement, a repris son ancienne physionnomie et demande, pleine d'émotion, à retourner chez elle et à retrouver ses enfants.

Le lendemain le mieux s'accentuait et la guérison était complète. Nous pouvons alors interroger la malade tout à loisir ; elle ne conserve qu'un souvenir tout à fait confus de cette période de sa vie, elle ne se rappelle même pas son transfert à l'hôpital, ni ce qu'elle y a fait depuis le 29 mai jusqu'au 1er juin.

Durant toute la crise, les urines furent peu abondantes : 500 à 600 centimètres cubes par vingt-quatre heures, densité 1018, urée 14,5 chlorures 12,3 phosphates 1. Ni sucre, ni albumine. Actuellement urines normales.

Observation III (Inédite)

Nous ne pouvons donner l'observation complète de cette malade qui n'a fait aucun séjour à l'hôpital. Nous avons eu seulement l'occasion de la voir aux consultations du mardi.

Z..., célibataire, âgée de trente ans. Pas d'antécédents héréditaires connus, ni d'antécédents personnels graves. A noter cependant que sa menstruation est irrégulière et que sa santé est délicate. Elle a éprouvé il y a trois ans un choc émotionnel violent : elle est venue voir à l'hôpital son beau-frère qui avait subi une opération. Cette visite, la vue des malades l'impressionnèrent vivement. Rentrée chez elle, elle a présenté des manifestations délirantes qui nécessitèrent l'intervention de M. le Professeur Régis. Au cours de la première crise elle voulait tuer ou jeter des personnes dans un puits et était en éternelles discussions avec sa mère, après laquelle elle s'acharnait. Ces crises apparaissaient presque tous les jours après le repas du soir, avec une véritable homochronie. Subitement, la malade changeait de physionomie, prenait l'aspect égaré et recommençait ses extravagances et ses menaces. On la couchait, elle finissait par s'endormir et la crise cessait au cours du sommeil. On n'a pu relever aucun signe de mal comitial. Un traitement bromuré avait fait disparaître les crises, mais la malade restait tout de même une nerveuse.

Un nouveau choc émotif est survenu, qui a réveillé les prédispositions morbides et fait réapparaître les paroxysmes délirants. Au mois d'août 1911 une nièce de la malade fut écrasée par un tombereau, et c'est elle qui reçut le télégramme qui portait cette mauvaise nouvelle. Tout d'abord, elle se montra calme et se raidit contre la douleur ; mais sa mère s'étant rendue aux obsèques de la fillette, elle présenta de nouvelles crises, semblables aux précédentes. La première se prolongea plusieurs jours, les suivantes prirent le caractère périodique d'antan et reparaissaient chaque soir, à table ou en sortant de table. Cette fois-ci la couleur du délire n'était plus la même. La malade ne proférait plus de menaces et ne se livrait à aucune violence ; ses hallucinations au contraire étaient agréables. Elle disait quelle avait gagné des automobiles et possédait de grandes richesses ; elle embrassait les personnes qui étaient auprès d'elle et chantait. Pendant ces crises, elle entendait ce qu'on lui disait et répondait aux questions qui lui étaient posées ; elle rentrait ensuite à nouveau dans son délire.

La malade à guéri, et continue à prendre des doses élevées de bromure auxquelles sa mère attribue les accidents amblyopiques survenus au cours de ce traitement. Cette amblyopie, d'ailleurs, n'a duré que quelques jours, et l'examen ophtalmoscopique pratiqué à la clinique du professeur Lagrange n'a révélé aucune lésion du fond de l'œil. L'amblyopie était donc d'origine hystérique.

Observation IV (Inédite, résumée)

(Due à l'obligeance de M. le Professeur agrégé Abadie)

Mademoiselle G..., dix-neuf ans.

Antécédents héréditaires. — Père calme, bien portant ; mère nerveuse, a eu plusieurs crises de nerfs ; deux frères et une sœur bien portants. La malade n'a jamais eu d'accidents nerveux et n'a présenté rien de particulier jusqu'à ces derniers temps. Il y a un mois et demi, elle fut mordue au talon par un gros chien de garde ; elle était chaussée d'espadrilles et la morsure lui occasionna une plaie pénétrante de la région. Dès le lendemain notre malade eut plusieurs crises de nerfs qui commençaient par des convulsions et se terminaient par des pleurs. Pendant quinze jours elle éprouva des paroxysmes douloureux au cours desquels il lui semblait qu'on lui enfonçait des aiguilles dans le trou où avait pénétré la dent du chien. Dans l'intervalle de ces paroxysmes, elle souffrait toujours, mais les douleurs étaient plus sourdes et pouvaient se comparer à des brûlures ou des tiraillements. Elle était d'autre part très inquiète, non pas qu'elle eût peur de la rage, car le chien avait été examiné et reconnu bien portant, mais parce qu'elle craignait d'avoir à rester toute sa vie allongée sur une chaise longue, comme l'exigeait son état actuel. Quinze jours après l'accident, la plaie était guérie, mais les phénomènes subjectifs persistaient et s'aggravaient même, car Mademoiselle G... se plaignit de souffrir du talon, du tibia, de la jambe, puis du genou et de la cuisse. « Toutes ces douleurs, disait-elle, suivent les nerfs ; ça me saute. » Ces phénomènes douloureux étaient accrus par les temps d'orage ; ils s'accompagnèrent pendant un mois de sensation de froid au niveau du talon.

A la suite de cet accident, la malade a eu pendant trois semaines plusieurs crises délirantes, six à huit environ, de courte durée, et au cours desquelles elle voyait, soit le jour, soit la nuit, le chien qui aboyait, se jetait sur elle et la mordait un peu partout, mais jamais au talon.

Au cours d'une de ces scènes hallucinatoires elle crut une fois avoir été mordue au petit doigt et en éprouva une grande douleur. Durant ces scènes d'une durée de quelques minutes chacune, la malade était très effrayée ; elle criait, cherchait à fuir ou à repousser l'animal. Elle se rappelait ensuite ces crises délirantes, mais imparfaitement ; c'est elle qui les a racontées, mais c'est sa mère qui en a donné les détails. La guérison survint après trois semaines.

Observation V

(Empruntée aux leçons cliniques de M. Pitres)

« Élisabeth R..., âgée de trente-cinq ans, est née d'un père extrêmement violent et d'une mère qui est morte phtisique très peu de temps après lui avoir donné le jour.

« Dès son bas âge, elle a présenté des symptômes non douteux de nervosisme. Elle était continuellement agitée, capricieuse, émotive. Elle avait souvent des attaques de vers (?). Depuis l'âge de seize ans, elle est sujette à des accidents hystériques, au nombre desquels figurent des attaques de délire et a de grandes attaques convulsives qui ont tous les caractères des attaques hystériques complètes et régulières...

« Dans l'intervalle, Élisabeth a une hémianesthésie sensitivo-sensorielle gauche avec rétrécissement concentrique du champ visuel. Ces attaques ont eu jusqu'à présent trois formes différentes.

« Au début, la malade se croyait entourée de flammes; plus tard, elle se crut menacée par des animaux gigantesques; aujourd'hui, elle se figure être en présence d'un certain M. Alexandre dont elle repousse les obsessions. Ces transformations du délire s'expliquent par des événements dont il convient d'indiquer la succession et les rapports avec les attaques de délire.

« *a)* En 1869, Élisabeth âgée de seize ans, était pensionnaire dans un orphelinat de Paris. Elle était depuis quelques temps émotive, capricieuse, énervée, mais elle n'avait jamais eu d'accidents hystériques bien caractérisés. Un jour, la maîtresse de sa classe fit une leçon sur les volcans; elle racontait comment la ville d'Herculanum avait été engloutie par des torrents de lave, quand tout à coup, Élisabeth, effrayée par ce récit, perdit connaissance et eut une grande attaque de nerfs. Cette attaque fut suivie d'une longue période de délire dans laquelle la malade croyait être enveloppée par du feu. Elle s'élançait vers les portes et les fenêtres pour échapper aux flammes. On fut obligé de l'envoyer à l'asile Sainte-Anne, où elle resta trois semaines en proie à une agitation délirante des plus violentes. Elle raconte à ce sujet un détail sur lequel il importe d'attirer votre attention : Elle affirme que lorsqu'on l'enfermait dans l'obscurité, le délire cessait comme par enchantement et qu'il se reproduisait aussitôt qu'on la plaçait dans un lieu bien éclairé...

« En sortant de Sainte-Anne, Élisabeth rentra dans sa famille et, pendant huit mois, elle eut régulièrement à chaque époque menstruelle une attaque de délire de trois jours de durée, dans laquelle elle se croyait toujours entourée de flammes. Puis, son état s'améliora et, pendant les années qui suivirent, les attaques de délire devinrent de plus en plus rares. Elle se plaça en 1872 comme femme de chambre, et resta trois ans dans la même maison sans avoir d'accidents sérieux. Une seule fois elle s'éveilla en sursaut au milieu de la nuit en criant bruyamment au feu. Mais elle n'eut pas de véritable accès de délire, car elle s'aperçut très vite de son erreur.

« *b)* En 1874, elle se lia avec un ouvrier horloger nommé Alexandre, et quitta ses maîtres pour vivre librement avec son amant. En 1875, les amoureux allèrent voir jouer une féerie qui faisait courir tout Paris : *Le Tour du Monde en 80 jours*. Au tableau qui représente la grotte des serpents, Élisabeth fut saisie d'épouvante; elle quitta sa place et eut dans les couloirs du théâtre une attaque convulsive suivie d'un accès de délire aigu durant lequel elle se croyait menacée par des animaux monstrueux. A partir de ce moment elle eut, pendant dix-huit mois consécutifs, des attaques de délire très fréquentes, dans lesquelles elle se voyait toujours entourée par des serpents gigantesques, et menacée par des animaux fantastiques.

« *c)* En 1882, Alexandre dut quitter Paris. Il annonça un jour à sa maîtresse que ses parents l'obligeaient à revenir au Havre et qu'il fallait se séparer. Naturellement, Elisabeth fut profondément impressionnée par cette nouvelle; elle eut des attaques de nerfs et aussi des attaques de délires. Mais, dans ces dernières, au lieu d'être terrorisée comme autrefois par la vue de flammes ou d'animaux menaçants, elle se figurait voir Alexandre et lui reprochait vivement de l'avoir abandonnée. Pendant les premiers mois qui suivirent la séparation, les attaques de délire se reproduisirent un grand nombre de fois. Plus tard elles diminuèrent de fréquence et d'intensité, et Elisabeth n'en avait pas eu une seule depuis un an, quand, il y a trois jours, elle fut prise d'une agitation des plus violentes à la suite de la visite d'une de ses amies qui lui annonça, à brûle-pourpoint, le mariage d'Alexandre.

« Depuis ce moment elle croit être auprès de son ancien amant, et lui adresse des reproches sur sa conduite : « Va-t'en, misérable! dit-elle, va-t'en! Va trouver ta femme. Je ne veux plus te voir. Laisse-moi tranquille. Ne me touche pas. » En même temps elle pleure, s'agite, se recule avec des gestes tragiques comme si elle voulait repousser son amant. Si on l'interpelle vivement, elle répond avec indifférence aux questions qu'on lui pose et recommence aussitôt après ses divagations, ou bien elle parle à ses interlocuteurs dans les mêmes termes qu'elle parlerait à Alexandre si celui-ci était réellement devant elle... A la religieuse venant lui offrir son repas, elle dira par exemple : « Je ne comprends pas que tu viennes m'offrir à manger. Garde ton pain pour ta femme. Je n'ai plus besoin que tu t'occupes de moi. »

« Il n'a pas été facile de faire cesser ce délire bruyant, qui était une cause de désordre dans la salle et mettait tout le service en révolution.

« J'ai voulu tout d'abord hypnotiser la malade et lui suggérer de ne plus penser à Alexandre; mais je n'ai pu arriver à provoquer le sommeil hypnotique par aucun moyen, bien qu'à l'état ordinaire Elisabeth soit facilement hypnotisable par la fixation du regard et par la pression de diverses zones hypnogènes.

« J'ai essayé de lui donner une potion au chloral, j'ai tenté de lui faire respirer du chloroforme; mais il a fallu renoncer à ces moyens, car la pauvre femme, se figurant que j'étais Alexandre et que je voulais l'empoisonner, s'agitait comme une possédée et criait à l'assassin en m'adressant les reproches les plus violents. J'allais donner l'ordre de la camisoler et de la mettre en cellule, quand je me souvins de ce qu'elle nous avait précédemment raconté sur la façon dont on calmait autrefois son délire en l'enfermant dans une chambre obscure. L'idée me vint de lui fermer les paupières et je fus stupéfait du résultat. Tant que la malade avait les yeux fermés elle restait tranquille et répondait raisonnablement aux questions qu'on lui posait. Aussitôt que ses paupières étaient relevées, elle recommençait à délirer. Je m'aperçus même qu'il suffisait de tenir l'œil gauche (côté hémianesthésié) fermé pour obtenir le calme, et depuis lors Elisabeth vit tranquille, au milieu de ses compagnes, avec un bandeau épais sur l'œil gauche. Vous voyez qu'avec ce bandeau protecteur elle ne présente aucun symptôme d'agitation délirante ; mais aussitôt qu'on l'enlève, le délire reparaît avec la même violence et les mêmes caractères qu'hier. Cependant le temps passe, et j'espère qu'avant peu de jours nous verrons arriver la fin de cette attaque qui dure déjà depuis trois jours. »

CHAPITRE IV

Diagnostic différentiel.

De même que nous n'avons pas pris nettement parti au milieu des différentes théories que nous avons exposées dans notre premier chapitre, de même nous n'avons pas la prétention de vouloir faire ici un diagnostic différentiel entre l'hystérie et les états qui lui ressemblent, et avec lesquels certains auteurs l'ont confondue. Ceci n'entre pas dans le cadre de notre travail, et il nous semble même, qu'il serait présomptueux de notre part, de vouloir nous y hasarder. Nous laisserons donc de côté cette question, et n'envisagerons pas si on a eu tort ou raison de considérer l'hystérie comme un syndrome de la dégénérescence ou comme un état conduisant à la démence précoce. Nous resterons sur le terrain clinique, et, puisque nous croyons avoir démontré qu'il existe des délires hystériques transitoires, voyons s'ils ne peuvent pas être confondus avec les autres délires transitoires.

Nous écartons tout d'abord les délires transitoires vésaniques qui ont des caractères bien spéciaux.

Parmi les délires transitoires non vésaniques, on distingue:

1° Les délires névrosiques, dus à l'épilepsie ou à l'hystérie;

2° Les délires transitoires toxiques, dus à une exo ou endointoxication, ou aux infections.

On décrit encore d'ordinaire des délires transitoires émotifs et passionnels. Il ne nous apparaît pas que cette dernière catégorie doive être maintenue, car, à y regarder de plus près, l'émotion et la passion à elles seules ne sont pas suffisantes pour provoquer une crise délirante. Elles ne constituent que l'occasion qui a fait naître un délire chez un névropathe ou un intoxiqué.

Nous étudierons :

1° Les délires liés à l'épilepsie ;

2° Les délires toxi-infectieux.

Nous chercherons ensuite à les différencier du délire hystérique.

Délire épileptique.

Supposons que nous nous trouvions en présence d'un malade qui est entré subitement dans sa crise délirante et chez lequel on ne peut relever aucune trace de toxi-infection. Deux cas peuvent se présenter. Si le délire a débuté après une attaque convulsive, le diagnostic est simplifié par les caractères mêmes de cette attaque. Le malade a perdu subitement connaissance, a poussé un grand cri et est tombé comme une masse, sans choisir l'endroit comme le fait l'hystérique. Il s'est mordu la langue, sa bouche laisse couler une écume baveuse, enfin il a uriné involontairement. Avec ces signes fondamentaux, et pour ainsi dire pathognomoniques, on peut dire qu'on est en présence d'un épileptique.

Le diagnostic devient beaucoup plus malaisé lorsque le malade qui était fort bien auparavant, est entré subitement dans son délire. Si l'on peut faire appel aux anamnestiques, ceux-ci seront du plus précieux secours. Il sera en particulier très important de connaître l'état mental du sujet ; nous avons vu que celui de l'hystérique est tout à fait particulier. Cependant, quand il ne sera possible de se procurer aucun renseignement, c'est au délire lui-même qu'il faudra demander ces éléments d'appréciation. Il y a entre les manifestations délirantes des deux névroses, bien des points communs. Ces délires débutent et cessent brusquement, sont de courte durée, sujets à des récidives, laissent après eux une amnésie plus ou moins grande, et leur pronostic est relativement bénin. Et cependant tous ces caractères ne sont pas absolument superposables. Nous montrerons que les scènes délirantes n'ont pas la même couleur, qu'elles n'impressionnent pas le malade au même point, que l'amnésie n'est point la même, et que le pronostic n'est pas aussi favorable chez le comitial que chez l'hystérique ; beaucoup d'épileptiques, en effet, deviennent aliénés ou meurent de maladies intercurrentes.

Les récidives offrent aussi un caractère particulier ; chez le comitial elles se ressemblent toutes et dès le début de la crise on peut à coup sûr prévoir ce qui va se passer. On sent davantage qu'on est en présence d'une maladie organique qui, comme telle, présentera des manifestations bien définies ; ce n'est plus l'extrême variété des crises délirantes hystériques.

Le délire épileptique est plus monotone, plus terne, moins brillant que le délire hystérique. Dans ce dernier, il y a beaucoup plus de vie et de mouvement, et les hallucinations y ont une plus grande part. Le comitial ne vit pas son délire; il agit dans ces crises comme un impulsif, témoin ces fugues ridicules et sans but, remarquables souvent par leur longueur et leur durée. L'hystérique est victime de ses hallucinations ; mais son délire est logique, il y a une suite dans les épisodes qui se succèdent ; quand il paraît décousu et extravagant, c'est que les hallucinations ont changé de thème. De plus, dans son délire, comme dans toutes les autres manifestations de son psychisme, l'hystérique nous apparaît solennel, cherchant l'effet, cherchant à attirer sur lui l'attention.

Après la crise délirante, l'hystérique rentre brusquement dans la vie normale. S'il éprouve quelquefois de la lassitude, c'est qu'il a vécu un rêve pénible où il s'est beaucoup dépensé. Le plus souvent, il a pu reprendre ses occupations un instant interrompues. Il n'en est pas de même pour l'épileptique qui sort de son délire presque assommé « abruti », et pour ainsi dire sidéré, et auquel il faut souvent plusieurs jours pour se remettre. C'est pourquoi, l'amnésie de ces deux délires ne sera pas la même, et on peut s'attendre déjà à ce que l'amnésie du comitial soit beaucoup plus profonde.

Chez l'hystérique, la crise délirante constitue dans le souvenir du sujet une lacune, plus ou moins grande, et c'est tout; il est absolument exceptionnel qu'on ait à observer de l'amnésie rétrograde ou antérograde. En outre, cette perte de mémoire n'est pas totale. Le souvenir de la crise est tout entier dans le psychisme inférieur, et c'est seulement le psychisme supérieur qui n'en a point conscience. Aussi, il suffira, par l'hypnose, de placer le malade dans les conditions semblables à celles de sa crise délirante, pour lui voir retrouver la totalité de ses souvenirs. Dans quelques cas, d'ailleurs, et lorsque les crises délirantes ont été de courte durée, le malade peut en conserver le souvenir. Tel est le cas de la demoiselle de l'observation IV, qui a elle-même raconté toutes les scènes hallucinatoires qui l'impressionnaient si vivement.

L'épileptique, au contraire, a une amnésie complète de son délire; celle-ci peut même remonter dans le passé ou encore présenter le type d'amnésie de fixation. Cette amnésie est totale et irrévocable, car, au cours du paroxysme délirant, c'est tout le psychisme du sujet qui a été interrompu. Il n'est d'ailleurs pas possible de plonger le comitial dans le sommeil hypnotique.

Délires toxi-infectieux

Il est plus malaisé d'apporter un diagnostic différentiel entre les délires toxiques et les délires hystériques. Nous allons rappeler sommairement les caractères des uns et des autres et essaierons ensuite de les séparer, si cela est possible.

Nous envisagerons l'hystérique et l'alcoolique (celui-ci représentant le type de l'intoxication), avant, pendant et après les paroxysme délirants.

On relève les mêmes troubles du caractère, irritabilité, excitabilité, colère, difficulté de vivre avec la famille et avec la société.

Le sommeil de l'alcoolique chronique peut-être comparé à celui de l'hystérique. Nous y retrouvons les rêves professionnels, terrifiants, avec hallucinations visuelles, auditives, ou de la sensibilité générale. Ce sommeil est entrecoupé de réveils en sursaut ; le malade pousse des cris, se débat, voit des animaux étranges contre lesquels il est quelquefois impuissant à se défendre. Et l'on conçoit combien de tels sommeils au lieu de laisser le malade reposé et dispos ne font que le fatiguer davantage.

Au cours de la crise délirante la parallélisme se poursuivra. Il y a déjà longtemps que le Professeur Régis a signalé cette ressemblance. Voici comment il s'exprimait dans sa communication à l'Académie de médecine, en date du 7 mai 1901 : « Il suffit d'observer les délirants toxiques pour s'apercevoir que ce ne sont pas des dormeurs ordinaires assistant passivement et en simples spectateurs aux objectivations cinématographiques de leur automatisme mental ; ce sont des dormeurs actifs, en mouvement. Comme les somnambules, ils vont du rêve muet au rêve parlé et au rêve d'action, dans une perception plus ou moins confuse de l'ambiant qu'ils mêlent à leurs conceptions fantastiques : passant parfois de leur état second à la réalité et de la réalité à leur état second, suivant qu'on les interpelle ou qu'on les abandonne à eux-mêmes, suivant qu'ils ouvrent ou ferment les yeux ; comme les somnambules aussi, ils sortent de leur délire par un véritable réveil, n'ayant en général qu'un souvenir vague ou nul de leurs accès. Comme eux, enfin, ils gardent souvent implantée dans leur esprit, plus ou moins longtemps après la guérison, quelque idée fausse, isolée, obsédante, tenace, reliquat d'une des conceptions principales de leur rêve hallucinatoire, sorte de monoïdéisme, d'idée fixe post-onirique identique au monoïdéisme, à l'idée fixe post-hypnotique. »

Ces malades ont une amnésie à peu près complète de leurs crises délirantes. Mais de même que le rêve se souvient du rêve, que l'état second se souvient de l'état second et du rêve, de même le délire onirique se souvient du délire onirique et du rêve. En plaçant l'hystérique en état de sommeil hypnotique il se rappellera sa crise; de même s'il survient une nouvelle ivresse chez un éthylique, celui-ci retrouvera les souvenirs qu'il avait perdus. Nous citerons à ce propos l'exemple bien connu du nègre, qui ayant dérobé un objet en état d'ébriété ne parvint à le retrouver que dans une nouvelle ivresse.

Dans leurs paroxysmes délirants, hystériques et éthyliques sont capables d'être suggestionnés. On a pu même provoquer le sommeil hypnotique chez des intoxiqués par la simple pression des globes oculaires, et à la faveur de cet état second agir sur leurs délires et sur leurs idées fixes post-délirantes. Il n'y a donc pas grande différence entre l'hypnose dans ces divers états ; la différence siège tout au plus dans l'origine. Tandis que chez le névropathe les prédispositions à l'hypnose sont héréditaires, elles peuvent être acquises chez d'autres sujets grâce à des intoxications, des infections ou des toxi-infections.

Enfin, M. le Professeur Régis a pu constater que la formule urinaire des délirants hystériques rappelait celle des délirants toxiques. Nous avons, pour notre part, remarqué plusieurs fois que cette formule quantitative variait en effet chez les hystériques comme au cours des états toxi-infectieux. La malade de l'observation II n'a uriné que 400 à 500 grammes tout le temps qu'a duré son délire, et en même temps que le délire cessait apparaissait une véritable débâcle urinaire (1.500 grammes et plus), tout comme cela s'observe à la défervescence d'une pneumonie ou d'une fièvre typhoïde. Chaque fois que la courbe urinaire a pu être prise au cours de ces états délirants, elle était en raison inverse de la courbe du délire. En résumé, et d'après ce que nous venons de voir, hystérie et intoxication comportent des caractères communs, qui, atténués dans les périodes interparoxystiques, s'affirment davantage au cours des paroxysmes délirants. Cependant, et bien qu'il nous ait paru intéressant de rappeler comment l'hystérie a pu être considérée comme une intoxication atténuée, nous croyons que le diagnostic différentiel peut encore être fait. D'abord par les antécédents (en psychiâtrie ils sont toujours utiles sinon indispensables au diagnostic) et ici, plus que jamais, il faudra en avoir connaissance. Quand malheureusement ils feront défaut, quelques caractères de la crise délirante pourront mettre sur la voie du diagnostic. Il faudra écarter l'hypothèse de delirium tremens chaque fois que l'on se trouvera en présence d'un délire à caractère gai, agréable ou extatique. L'état émotif créé par l'intoxication est essentiellement un état dépressif où la tristesse domine ; le malade fait de la jalousie, de l'hypochondrie, est affolé par ses hallucinations terrifiantes. Et ses réactions au cours de ses paroxysmes sont beaucoup plus violentes que celles de l'hystérique. Les faits divers des journaux relatent tous les jours des crimes commis par des alcooliques délirants, attentats sur leur personne ou sur celle d'autrui. Bien qu'on ait pu dire que l'hystérique est capable de tous les crimes, il est plutôt sobre d'homicide ou de suicide, quand il n'est pas en même temps un dégénéré.

Il existe encore un caractère qui peut paraître secondaire, mais qui n'en a pas moins son importance. L'activité psychique automatique de l'intoxication est plus confuse, moins affinée que celle de l'hystérie. L'intoxiqué n'est pas comme l'hystérique, un metteur en scène ; il ne joue pas aussi bien sa comédie, car il n'incorpore pas autant à sa personnalité les éléments de son délire. Et il s'ensuit que les conceptions délirantes dans l'intoxication seront beaucoup plus ternes et ne présenteront pas l'ampleur ni le brillant des conceptions délirantes de l'hystérie.

Nous ne saurions terminer cette étude sur les délires hystériques sans dire quelle en est la thérapeutique. Nous savons que ces délires guérissent toujours par le simple isolement ; il n'y a donc pas à proprement parler de thérapeutique active. Et cependant, que doit faire le médecin auprès d'un malade en proie à un délire hystérique ? Deux cas peuvent se présenter. Si le malade appartient à une classe aisée il sera soigné à domicile ou envoyé, si l'on veut, dans une maison de santé. Si, au contraire, le malade est un déshérité de la fortune, il sera, par les soins de son médecin ou de la police, évacué sur l'hôpital le plus voisin. Or, les hôpitaux actuels n'ayant pas pour la plupart de services de délirants, et peu soucieux d'ailleurs de conserver dans leurs salles des éléments de tumulte et de désordre, il va s'en suivre que le transfert du malade dans un asile d'aliénés sera immédiatement prescrit. Or, à peine arrivé à l'asile le malade sera guéri ou à la veille de l'être. Et quelques jours après il reviendra auprès des siens, péniblement impressionné par son séjour dans une maison de fous. Et si l'on se rappelle combien les hystériques sont coutumiers de l'autosuggestion, et combien chez eux est développé la peur de la folie, on conviendra que l'asile d'aliénés n'était pas l'établissement qui leur convenait. Il existe encore contre la coutume d'envoyer ces délirants dans les asiles des raisons d'ordre social. Un malade qui a fait un séjour dans une maison d'aliénés est considéré comme un homme taré : il est estampillé ; et cette estampille, qui le suivra tout le cours de son existence, lui fermera bien des portes et l'empêchera souvent de prétendre à certains emplois qui lui auraient été confiés, si l'on eût ignoré ce malheureux séjour dans une maison d'aliénés.

Or, il serait facile d'obvier à cet inconvénient si les hôpitaux possédaient un service de délirants, véritable lieu d'observation, où se ferait le tri entre les malades aigus, et par conséquent guérissables, et les malades chroniques dont la place est à l'asile. Nous avons à Bordeaux la bonne fortune de posséder ce service d'observation. Si les locaux laissent encore à désirer, tant par leur situation que par leur exiguité qui s'affirme tous les jours davantage, il n'en reste pas moins que ce lieu de passage a rendu d'innombrables services en évitant à quantité de malades un séjour prématuré ou intempestif à l'asile d'aliénés.

CONCLUSIONS

1° Il existe réellement, quoi qu'on en ait dit, des délires hystériques ;

2° Ces délires sont essentiellement des délires d'attaques. Ils accompagnent, suivent ou remplacent l'attaque hystérique ;

3° Ils débutent brusquement, à la suite d'un choc émotif, durent peu (de quelques heures à quelques jours) et se terminent brusquement ;

4° Ce sont des délires oniriques hallucinatoires, de contenu extrêmement variable, gais, tristes, indifférents, extatiques, érotiques, terrifiants, etc., qui guérissent toujours, mais avec un reliquat amnésique plus ou moins profond ;

5° Ils sont sujets à récidive, et se reproduisent souvent dans les mêmes conditions, dans la même forme, aux mêmes heures, parfois ;

6° Les délires hystériques doivent être différenciés d'avec tous les délires dits « transitoires », notamment d'avec les délires épileptiques et les délires toxiques, auxquels ils ressemblent, sans toutefois se confondre absolument avec eux;

7° Comme tous les délires transitoires rapidement curables, les délires hytériques sont des délires d'hôpital, qui ne comportent pas le placement dans un asile d'aliénés. Aussi importe-t-il de les bien connaître, pour éviter un internement inutile et fâcheux en pareil cas.

BIBLIOGRAPHIE

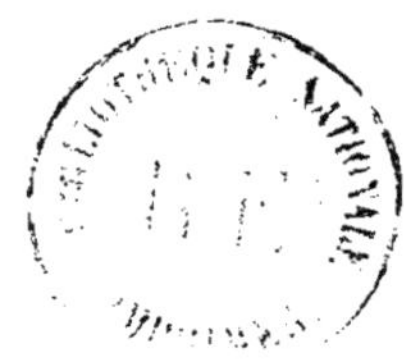

Abricosoff. — L'hystérie au XVIIe et au XVIIIe siècle. Thèse, Paris 1897-1898.

Amselle. — Conception de l'hystérie. Thèse, Nancy 1906-1907.

Babinski. — Hypnotisme et hystérie, Paris 1891.

— Définition de l'hystérie. Comptes rendus à la Société de Neurologie de Paris, 7 nov. 1901.

— Émotion, suggestion et hystérie. *Revue neurologique* 1907.

Ballet (Gilbert). — Rapport sur la folie hystérique. Congrès des médecins aliénistes et neurologistes français à Clermont-Ferrand, août 1894.

Berhordt. — The mental hystér. chez un épileptique. Encéphale 1908, p. 171.

Bernheim. — De l'anesthésie hystérique, son mécanisme psychique. *Revue de médecine* 1901, p. 193.

— Conception nouvelle et étiologie de l'hystérie. *Bull. méd.*, 8 nov. 1902.

— Hypnotisme, suggestion et application à la thérapeutique. Doin., Paris 1903.

Binswanger (Otto). — Uber einen eigenartigen hysterischen Dammerzustand. *Ganser monatschr. f. Psych. u. Neurol.* 1898, p. 111-175.

Blanc-Fontenille. — Étude sur une forme particulière de délires hyst., 1887.

Blocq. — État mental des hystériques. *Gaz. des hôpitaux*, 1893, p. 135-1274.

Breuer Jos., and Freund Sig. — Uber den psychischen mecanismus hysterischer phänomene. *Neurol. Zentralblatt*, 1893, I, *and Wiener med. Presse* 1893, p. 4.

— Studien über hysterie, Leipzig, u, Wien., 1895.

Charcot. — Leçons du mardi à la Salpêtrière, Paris 1887-1889.

— Cliniq. des maladies du système nerveux, Paris 1892-1893.

Chavigny. — Les psychonévroses hystériques, *in* Diagnostic des malad. simulées, p. 136, Paris, Baillères 1906.

Claude. — Déf. de l'hystérie. Rapport au Congrès de Genève, Lausanne 1907.

Colin. — Essai sur l'état mental des H., thèse, Paris 1890.

— État mental des hyst. *in* Traité de pathologie mentale de G. Ballet, p. 816, 1903.

Crocq. — Déf. et nat. de l'hystérie. *Journ. de neurol.*, Bruxelles 1907, avril 1907.

Cruchet. — Déf. de l'hyst. en gén. et de l'hyst. infantile. *Province méd.* 1907.

Dubois. — Les psychonévroses et leur traitement Paris 1904.

— Die Einbildung als Krankheitsursache Wiesbaden 1907.

Dupré. — La mythomanie. *Bull. méd.*, mars, avril 1903.

— L'autohétéroaccusation chez les hystériques. *Soc. de méd. lég.*, juillet 1903.

Dupré et Camus. — Méningisme et puérilisme mental paroxystique chez une hystérique. *Revue neurol.* 1903, p. 13.

Edrige-Green. — Les rapports de l'hystérie et de la folie. *The journal of mental science*, avril 1904, p. 272.

Freund Sig. — Die Abwehr-Neuropsychosen. *Neurol Zentralb*, 1894, p 362.

— Weitere Bemerkungen über di Abwehr-Neuropsychosen. *Neurol. Zentralb*, 1896, p. 434.

— Zur Ætiologie der hysterie. *Wien. Klin Rundschau*, 1896, p. 22-379.

— Die Sexualitat in der Ætiologie der Neurosen *Wien. Klin. Rundschau*, 1898, p. 2-21.

— Hyster. Phantasie u. bisexualitat. *Zeitsch. f. sexual Wissenscha.* n° 1.

Ganser. — Forens psych. Verein zu Dresden, 7 avril 1895.

Giannulli (F.). — Fälle von männlicher Hysterie mit Delirien des affectiven Gedächtnisses. *Monatsch. f. psych. u. Neurol.* 1901, t. IX, p. 107.

Gilles de la Tourette. — État mental des hystériques. *Annales d'hygiène publique* 1890.

— Traité de l'hystérie.

GRASSET. — La théorie psychologiq. de l'hystérie. *Nouveau Montpellier méd.* 1893, p. 44.

— Traité élémentaire de psycopathologie cliniq., t. III, Montpellier 1912.

— Le psychisme inf., Paris 1906.

Leçons de cliniq. méd. faite à l'hôpital Saint-Éloi, Montpellier 1891-1901.

GUINON (Georges). — Du dédoublement de la personnalité d'origine hystérique. *Prog. méd.* 1892, p. 5-11-193.

— De l'influence des excitations des organes des sens sur les hallucinations de la phase passionnelle de l'attaque hyst. *Arch. de neurol.* 1891, t., XXI.

HARTENBERG. — L'hystérie et les hystériques, Paris 1912.

JANET (Pierre). — État mental des hystériques, 2 vol., Paris 1893.

— Quelques déf. récentes de l'hyst. *Arch. de neurol.* 1893, p. 25-417 — 26, 1.

— Névrose et idée fixe, Paris 1898 (en collaboration avec le prof. Raymond.)

JUARROS (César). — A propos de la vraie nature du délire hyst. *Revista de Sanitad militar*, Madrid nº 9, p. 269.

KRAEPELIN. — Psychiatrie.

KRAFFT-EBING. — Traité clin. de psychiatrie. Trad. Laurent, Paris 1897.

LACKTINE. — Un cas de psychose hyst. particulier. Compte rendu de la maison de santé de Moscou 1907, p. 29.

LARUELLE. — Les psychoses hystériques. *Bulletin de la Soc. de Méd. ment. de Belgique* 1908.

LEGRAND DU SAULLE. — Les hystériques, Paris 1891.

MAIRET et SALAGER. — La folie hyst. Montpellier 1910.

MANET. — L'autohétéroaccusation chez les hyst., th. Paris 1903.

MŒBIUS. — Ueber die Gegenwärtige Auffassung der hysterie. *Monatsch. f. Geb. u. Gynack.*

MAGNAN. — Délires dans l'épilepsie et l'hystérie. *Progr. méd.*, 18 mars 1896.

MOREAU (de Tours). — Traité pratique de la folie névropathique, Paris 1869.

MOREL. — Traité des maladies mentales.

MOURATOFF. — Contribution à l'étude des psychoses h. aiguës. *Moniteur russe neurologique*, 1902, t. X. fasc. 1.

PHILIPPE et BONCOUR. — Les anomalies mentales chez les hyst., Paris 1905.

PICK. — Ueber einen Fall von hysterischen psychose mit Bemerkungen zur gerichtlichen Psycopathologie. *Wiener Klin. Rundschau*, analysé *in* Revue neurol. 30 avril 1901.

PITRES. — Leçons cliniques sur l'hystérie et l'hypnotisme, Paris 1891.

— Des attaques de délires hyst. *Gaz. hebd. de Méd. et de Chir.* 1891, p. 1.

— Des délires hystéro-hypnotiques provoqués. *Gaz. hebd. de Méd. et de Chir.* 1891, p. 4.

RAYMOND. — Délire hystérique. *Journ. de Méd. Int.*, 7 déc. 1905.

— Névrose et idée fixe en coll. avec P. Janet, Paris 1898.

— Article hystérie *in* Traité inter. de psychol. pathol., Paris, t. II.

RÉGIS. — Précis de psychiatrie, 5e édit. 1913.

— Discussion sur l'hystérie. *Revue neurol.* 1908.

— De la suggestibilité dans le traitement des délires toxi-infectieux. *Revue de l'hypnotisme*, fév. 1901.

RICHER (P.). — La grande hystérie, Paris 1885.

SANDER. — Transitorische Geistesstörungen auf hysterischer Basis. *Deutsche med. Wochensch.* 1901, p. 28-462.

SCHNYDER. — Déf. et nat. de l'hystérie. Congrès de Genève, Lausanne 1907.

SOLLIER. — Genèse et nature de l'hystérie, Paris 1897, 2 vol.

— De la localisation cérébrale des troubles hystériques. *Revue de neurol.* 1900, t. VIII, p. 3.

— L'hystérie et son traitement, Alcan 1901.

— Hystérie et sommeil (théorie phys. de l'hyst). *Arch. de neurol.*, mai 1907.

VEILLET. — Essai sur les rapports de l'hystérie et des psychoses toxiques, Thèse, Bordeaux 1908-1909.

VERGER. — Le bilan de l'hystérie d'après les discussions récentes. *Journ. de méd. Bordeaux* 1910.

Bordeaux. — Imprimerie du Midi, ED. TRÉNIT, 91, rue Porte-Dijeaux.

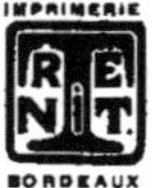
IMPRIMERIE
RENT
BORDEAUX

BIBLIOTHEQUE NATIONALE DE FRANCE
3 7531 04130021 2

www.ingramcontent.com/pod-product-compliance
Ingram Content Group UK Ltd.
Pitfield, Milton Keynes, MK11 3LW, UK
UKHW020946180726
13838UKWH00003B/1147